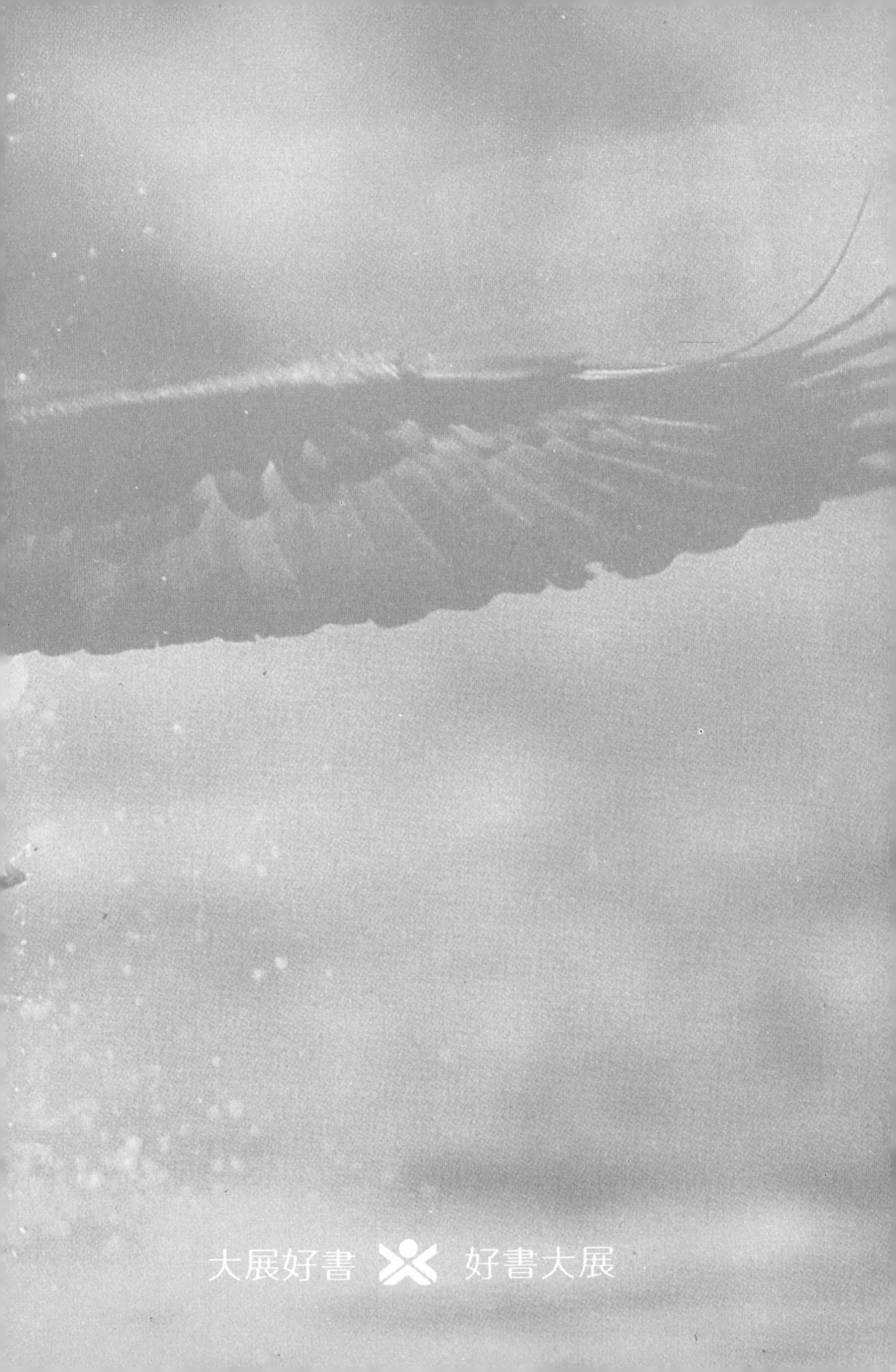
大展好書 好書大展

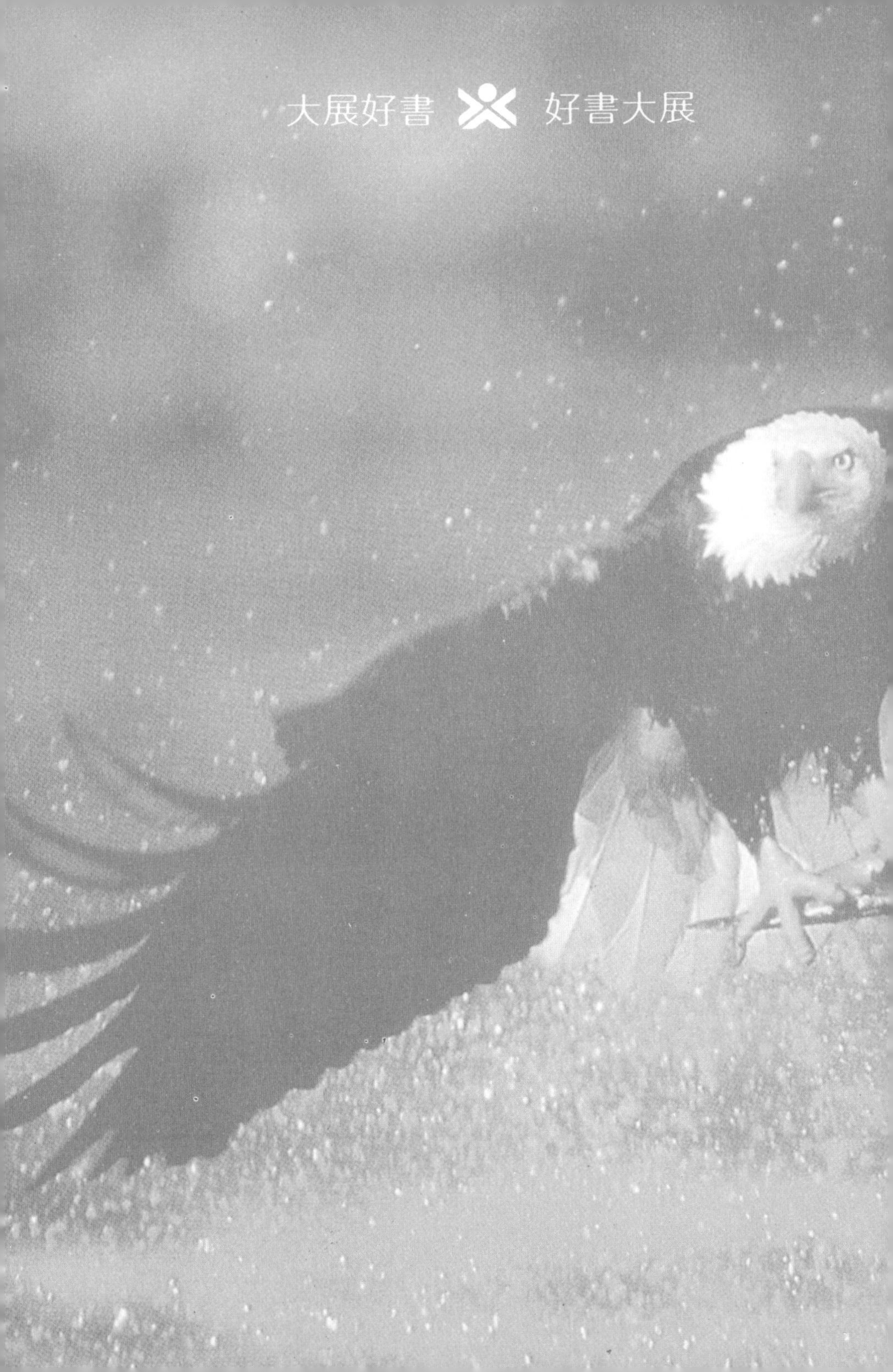
大展好書 好書大展

家庭醫學保健

41

韮菜健康法

小林正夫/著

莊 雯 琳/譯

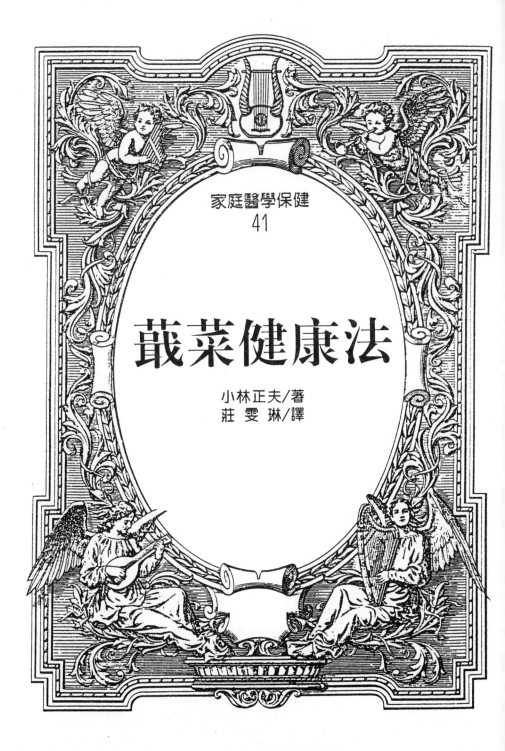

前言

最近掀起一股蕺菜旋風，相信知道的人不少，但還是有些人後知後覺，不知該到哪些園藝店購買苗或種。對知情的人而言，對於有人不知蕺菜為何物非常納悶，但這對我來說，確實是相當困擾的問題。夏天時到附近的山野，會發現帶有心形菜片的樹枝前端，好像白色花瓣似的四片花苞，而其前端有黃色穗狀花附著的蕺菜映入眼簾。有時也會生長在公園的一角和路邊，是很容易採摘的藥草。

以往曾掀起枸杞、小雛菊、明日葉等藥草的旋風，但這旋風在二～三年內便消失了，這種怪異現象一直反覆出現。其理由或許是因藥草本身不具所宣傳之效果吧！但蕺藥與這些物質完全不同，是日本自古以來便流傳下來的藥草，甚至刊載於「日本藥局方」中，是效果確實的藥草。

在日本被當成民間藥使用的藥草很多，根據調查，發現最常使用的藥草，便是蕺菜。光聽名字會覺很奇怪，而且它是具怪異臭味的植物，一旦看過後就不易忘懷，堪稱民間藥之王。

本書會為各位敘述堪稱民間藥之王蕺菜名稱的由來，以及生態、生活史、採取方式、乾燥保存方法、簡易栽培法等，還有對於各種疾病應該如何使用較好，並運用插圖為各位詳細解說，相信對於初次閱讀的讀者有所幫助。希望閱讀本書，能令許多人獲得健康。

小林　正夫

註：蕺（ㄐㄧˊ）菜：也叫「魚腥草」，多年生草本，夏天開淡黃花，莖葉有臭氣。

目　錄

第1章　重新評估蕺菜的效用

第2章 從蕺菜的採取到栽培、乾燥、保存法

第3章 藏菜的正確使用法

第4章 新鮮蕺菜的優良效能

第5章 乾燥蕺菜相輔相成的效果

第6章 蕺菜的意外利用法

第7章 體驗談，蕺菜真有效！

●第1章●

重新評估蕺菜的效用

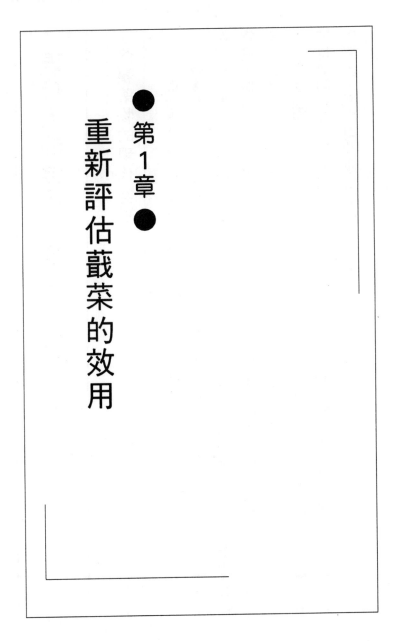

現代人的健康與蕺菜

依賴藥物的現代醫學

你健康嗎？你能抬頭挺胸地說對健康有自信嗎？

戰後四十六年，現在堪稱世界第一、第二經濟大國的日本，眞的能享受「健康與文化的生活」嗎？回顧每天的生活，的確，我們的生活非常豐饒，周遭充斥各種物質，但事實上，這不算健康、文化的生活，相信有許多人都有這種感覺。暫且不談「文化的生活」這個問題，先來探討一下健康的問題。

生活在現代的我們，總是過著忙碌的生活。不只是男性，連女性進入社會的機率也增加許多，和男性一樣忙於工作、睡眠不足，疲勞與壓力容易積存。由於壓力等原因，而出現健康上的煩惱者增加了不少。

現今堪稱「總半病人時代」。的確，我們的健康受到腐蝕，並遭受威脅。但我們的身體失調時，便會依賴藥物——化學合成物質——。

戰後包括盤尼西林在內等各種新藥，的確幫助我們不少。西方醫學的藥物，也對於治療各種症狀都能發揮驚人的威力。但新藥卻會產生藥害或藥禍等副作用，爲了治療而使用的藥物，反而產生新的疾病，眞是令人感到困擾。例如，當成下痢治療劑來使用的奎諾仿，卻造成亞急性脊髓視神經症，就是典型的例子。

隨著社會的多樣化、高度化，生存在社會中的人們所罹患的疾病，也變得更爲複雜化。爲了應付這些疾病所使用的藥物便大量

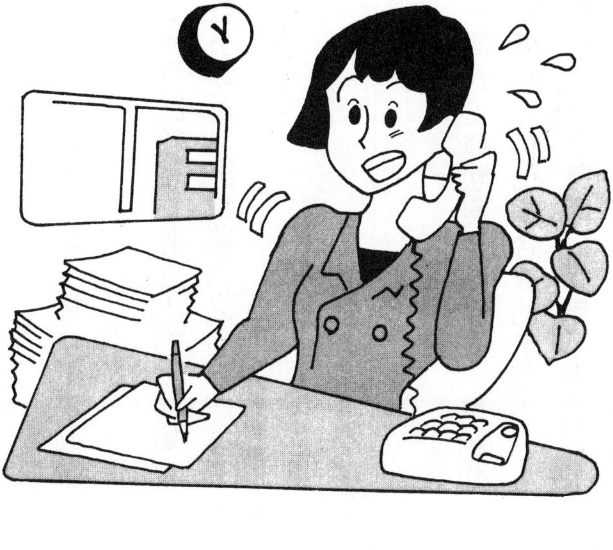

增加。

例如，原本只不過是因傷風而到醫院，結果卻拿回許多藥物，相信大家都有這樣的經驗吧！

國人的愛吃藥聞名世界，但一想到必須利用這種「藥罐子」的生活才能維護健康，就覺得非常可怕。

光是依賴藥物，會形成孱弱的身體。在藥公害成爲話題時，有些人的確開始想過脫離藥物的生活，但也只是一小部分。在你身體不好而想服用藥物之前，請你了解這時正是能創造健康身體的時期。

重新評估藥草

戰後四十五年以來一直持續這種狀態，近年來便對這種狀態開始反省，重新評估藥草價值的風氣高漲。我國自古使用藥草，效果穩定。和化學合成的新藥不同，它是天然、自然的物質，因此不具任何副作用。現代人接受藥草的好處是很自然的道理，再加上「自己的健康要靠自己管理」的個人意識高漲，也成爲支持藥草旋風的

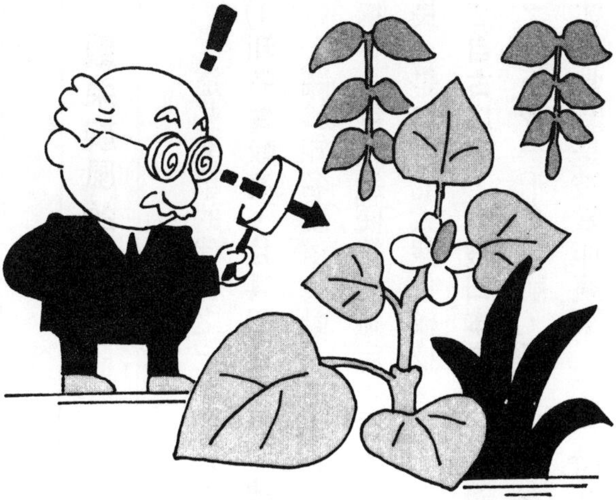

支柱之一。

但有一個問題，就是聽到「藥草」這個名詞，以前的年輕人會認爲它代表「老舊」「落伍」的想法。的確，十年前藥草似乎仍無法爲人所接受。

但現在的情況完全改變了。例如花草，深受女性喜愛的花草，指的是被當成香料或香味料的植物，歐洲自古以來就當成藥草來使用。包括花草在內，有很多藥草不只對疾病有效，同時也具美容效果。

曾經有人嘗試過，因此若未曾試過，就立刻認爲它「落伍」「老舊」的人，我想這並非是明智之舉吧！

現在即將邁入二十一世紀，高齡化現象逐漸增加，每四人中就有一個老人，尤其老人的疾病治療，需要效果穩定，而且具優良效果的天然自然藥草。世界衛生組織（ＷＨＯ）已經開始研究在世界各國廣泛流傳的民間藥，並努力加以推廣。

蕺菜旋風的背景

這些藥草的代表之一，就是蕺菜。現在會掀起蕺菜旋風，自有其理由存在。

(1)知名度較高，且其四處可見，故容易利用

關於知名度這一點，蕺菜和大蒜都是排名第一的植物。蕺菜具強烈的獨特臭味，一旦聞過便終生難忘。日本全國北起北海道，南至琉球，在空地和路邊都會生長，是常見的大衆化植物。

(2)自古以來，就被曰本當成民間藥而受人喜愛，效果穩定

距今一千多年前，日本最古老的藥物書『本草和名』中，就已有關於蕺菜的敘述。當時是被當作蔬菜，江戶時代後才被視爲民間藥使用。但當成民間藥的成分及藥效，近年來才經由科學方式加以說明。

(3)無副作用

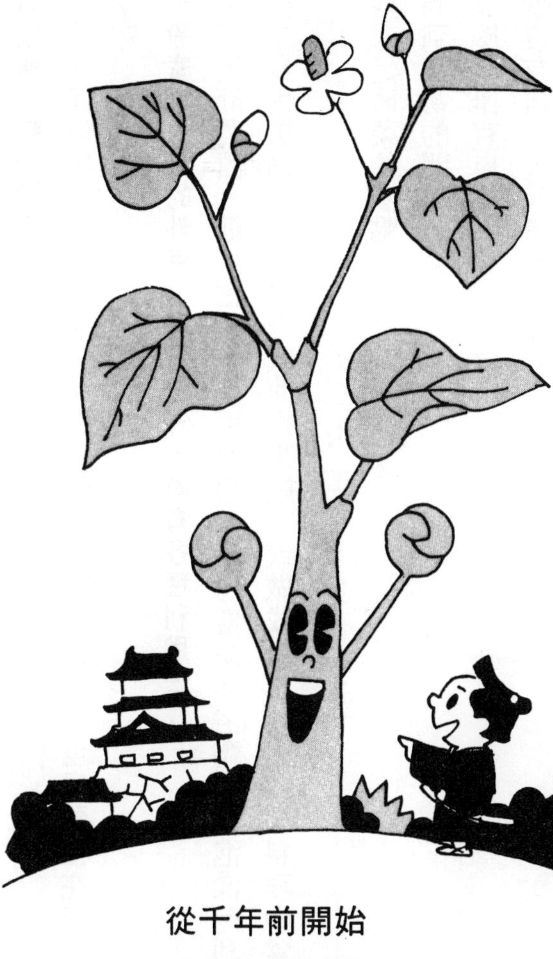

從千年前開始
使用的民間藥

喝太多煎煮蕺菜的液體，也不會產生副作用。爲什麼呢?因爲它是一種蔬菜，故可以採摘生菜做成燙青菜來吃。

(4)生命力極強，栽培簡單

蕺菜可在任何場所繁殖，是生命力極強的植物。在都市也只要種在花盆中，栽培非常容易。

(5)除了一般廣爲人知的外用、內服法外，尚有各種利用法

蕺菜茶、蕺菜酒、蕺菜化妝水都可使用，或可當成沐浴劑，在泡澡時利用。此外，若當作食用植物，可以燙過或涼拌來吃，或做成粉末加入各種料理中當成健康食品。

這些都是蕺菜的優點。

再回到最初的問題。

你對於健康有自信嗎?

若是沒有自信，就請你多關心一下蕺菜。

不為人知之蕺菜的真面目

繁殖力旺盛的多年草

北由北海道、南至琉球，在日本全國到處可見蕺菜這種多年草。山上、原野、空地、路邊、濕氣較多之處，在任何地方皆能繁殖。

整株都具有堪稱惡臭的獨特強烈臭味。某些地方因為這個臭味，而將其稱為「犬屁」「犬屁草」，而中國則因其臭味，便稱為「魚腥草」。

白色根莖會在地下朝側面生長，伸出的枝會冒出芽而不斷繁殖。生命力非常旺盛，即使從莖葉部連根拔除，根莖依然會殘留在地中，陸續冒出芽來。因此，農家會將其視為田園的雜草而非常嫌惡。

莖直立，草長二十～四十公分，葉的形狀和蕃薯葉類似，前端是尖的腎臟形。葉的連接方式是互生，葉的表面是略帶藍色的深綠色，背面是灰白色，葉和莖的邊緣帶紫紅色。而葉和莖都沒有毛。

楚楚動人的白花

六月入梅時期開始開花。莖的前端會出現穗狀的淡黃色小花，每朵花的根部都有小苞，既無花萼也無花瓣，是只有一根雌蕊和三根雄蕊的裸花。

大家都說蕺菜的花爲白色，其實這是錯誤的觀念。看起來以乎爲四片白色美麗的花瓣，但事實上並非是花瓣，而是保護花的總苞。因有四片純白色的總苞，非常顯眼，看起來就像是楚楚動人的白花。

開花之後，會冒出許多接近球形的褐色小果實，亦會形成種子，但因它是不能育性

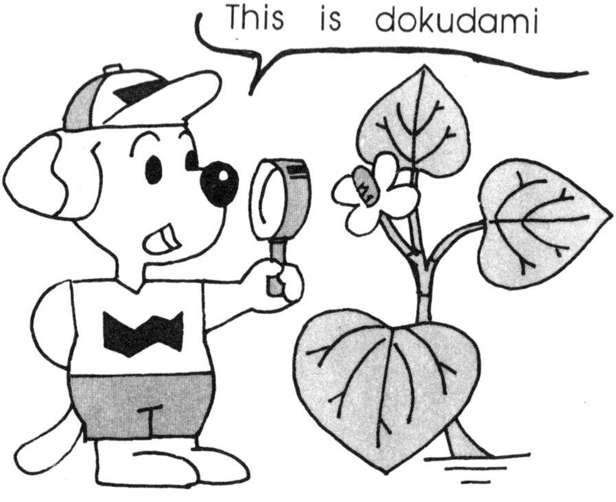

（不會繁衍下一代子孫的種子），故它是利用根莖繁殖。

依生長場所的不同而有些差異，不過，蕺菜大約四月會在地上冒出芽來，六月～八月開花，和栗花盛開的時節相同。到秋天結束時，地上的部位會枯萎。

但因它是多年草，地上部位枯萎的冬季，地中的根莖還會生長，若把泥土挖出觀察，會發現根莖橫向延伸於地中。到了翌年春天又會冒出芽來，持續繁殖，其強大的生命力，的確令人感到驚訝！

雖然蕺菜屬只有一種，但是蕺菜中有總苞、很多小花瓣的重瓣蕺菜，及葉有紅、白色斑紋的斑紋蕺菜等，可當成觀用植物來欣賞。

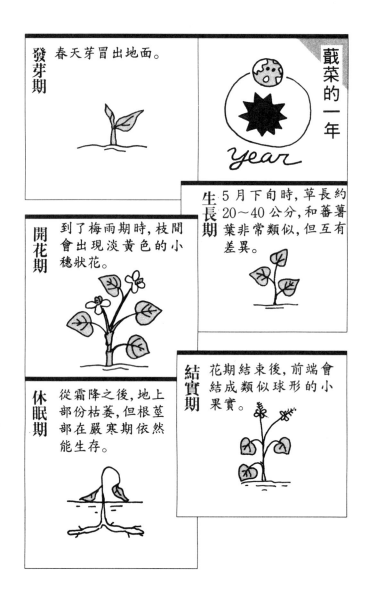

蕺菜的一年

發芽期

春天芽冒出地面。

生長期

5月下旬時，草長約20～40公分，和蕃薯葉非常類似，但互有差異。

開花期

到了梅雨期時，枝間會出現淡黃色的小穗狀花。

結實期

花期結束後，前端會結成類似球形的小果實。

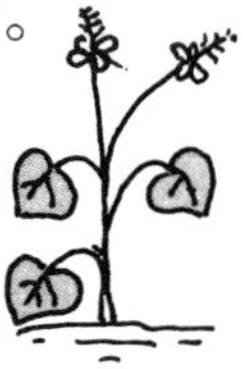

休眠期

從霜降之後，地上部份枯萎，但根莖部在嚴寒期依然能生存。

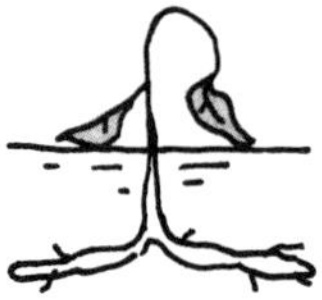

裁菜名稱的由來

在各地的稱呼都不同

裁菜在日本全國四處可見，除了日本以外，遍及中國、台灣等東亞的溫帶、亞熱帶地方。

裁菜漢名裁，稱爲裁菜或魚腥草。而日本則稱爲「之布木」，在平安時代前期的『本草和名』和『和名抄』中都有記載。這個和名一直使用至江戶時代爲止。

已故的植物學前家川文夫博士，認爲「之布木」是指古代男性粗野的樣子。因裁菜的繁殖力極強，一旦在地中生根，就能源源不絕的生長，是非常強壯的草，故稱其爲「之布木」。

江戶時代後，中國的『本草綱目』在慶長十二年（一六〇七年）傳入日本。這個『本草綱目』是明朝的本草學者李時珍在十六世紀末（一五九六年）所著的本草學研究書，將一八九三種藥物分類、排列，並加以解說。

「本草」原是指「植物」之意，尤其漢法（方）醫學中，是當成藥的原料的藥用植物（藥草），同時也廣泛涵蓋藥用動物與礦物在內。不過其中大部分爲植物，故使用本草這個名稱。

由中國傳入日本的『本草綱目』，是江戶時代的醫學家與本草學者必看的聖經、寶典，是重要的文獻。而本草學在這個時代亦相當盛行，故關於蕺菜的各種藥效廣爲人知。

蕺菜這個名稱出現在寺島良安的『和漢三

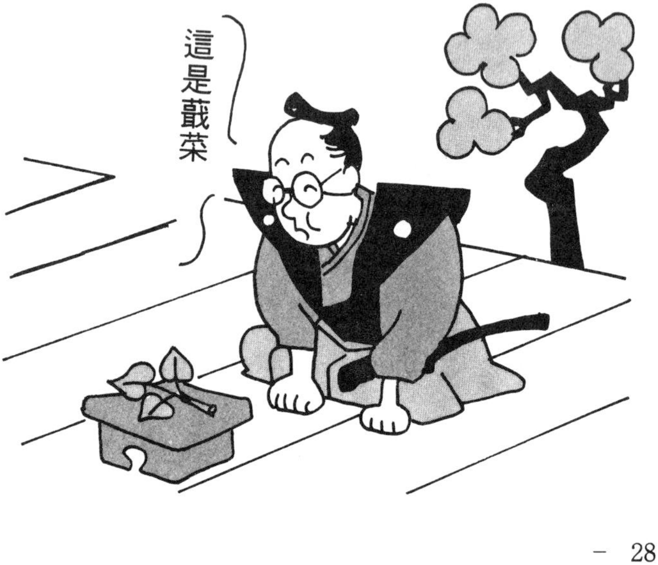

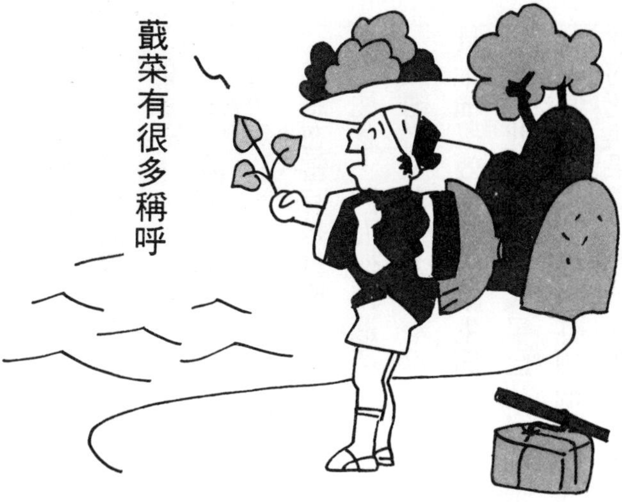

才圖會』——正德三年（一七一三年）刊——中。根據書中的記載，蕺藥的和名是「之布木」，俗名則是「止久陀三」。這時的人仍認爲蕺菜的正確名稱爲「之布木」。

將蕺菜貼於濕疹患部，或貼於化膿的腫疱上，就能吸出膿來，並抑制毒素。故將其命名爲蕺菜。

在全國各地皆受人喜愛的蕺菜，依地區的不同，所稱呼的名稱也有差異。享和三年（一八〇三年）完成的『本草綱目啓蒙』一書中，對於蕺菜便列舉了十四種不同的名稱，現在各地也都有不同的說法，事實上，甚至已達到四百種以上的說法。

另一個名稱是十藥

蕺菜尚有另一個名稱，叫做「十藥」。

江戶時代的儒者、教育家、本草學者貝原益軒，在其著書『大和本草』中有以下的敘述：

……蕺菜，又名十藥。日本馬醫以此物養馬，認爲其具十種藥的效能，故稱爲十藥。……

馬在當時是重要的交通工具，故馬醫（獸醫）對馬的健康狀態比對人類的健康更爲注意，因而使用蕺菜。

總之，在『大和本草』發行的寶永六年（一七〇九年），世間就廣爲流傳蕺菜具十種藥效。當時讓生病的馬服用蕺菜，據說能對十種疾病產生療效，故有十藥之稱。由此可知，世人早已認定蕺菜的效果而喜愛它。

當時，人們除了外用蕺菜外，也會煎煮來服用。著名的牧野富太郎博士在『四季的花與果實』（一九四九年發行）中談到蕺菜時，說「這個草在中國名爲蕺，現在

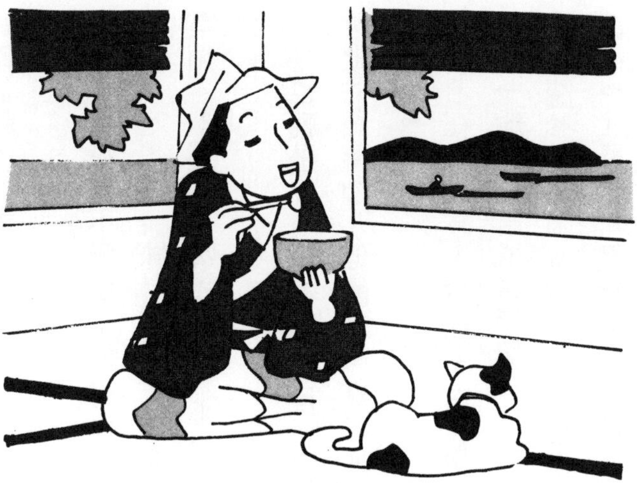

日本通稱爲蕺菜，而『十藥』指的就是蕺菜」。因此，現在『日本藥局方』依然將其生藥名命爲十藥。

從蔬菜到藥草的利用

以前的中國與日本，都將蕺菜視爲一種蔬菜，當成食用植物。

例如日本最古老的本草書，也就是延喜十八年（九一八年）所完成的『本草和名』，在菜的項目中列舉其漢名爲蕺，和名爲之布木。此外，日本最初的國語辭典『和名類聚鈔』——承平元年（九三一年）完成，一般稱爲和名抄——在水菜的項目中，有與『本草和名』相同的記載。

到了江戶時代，供作食用的例子出現在貝原益軒的『大和本草』中。根據敘述，

……駿州甲州山中的村民，將蕺菜根淋於飯上吃，據說味甘甜。本草中記載爲柔滑菜類。本邦人不吃，據說有小毒……。

也就是說，『本草綱目』中記載蕺菜是柔軟的蔬菜類，但因爲有點毒素，故日本人不吃它。

若在飢饉時，會在冬天利用它的根莖，不過一般並不當成食用植物。

關於食物本草方面的叙述，在『本朝食鑑』（元祿十年發行）中記載的柔滑菜類，有薺菜、繁縷、蒲公英，但並無蕺菜的名

蕺菜也可煎煮

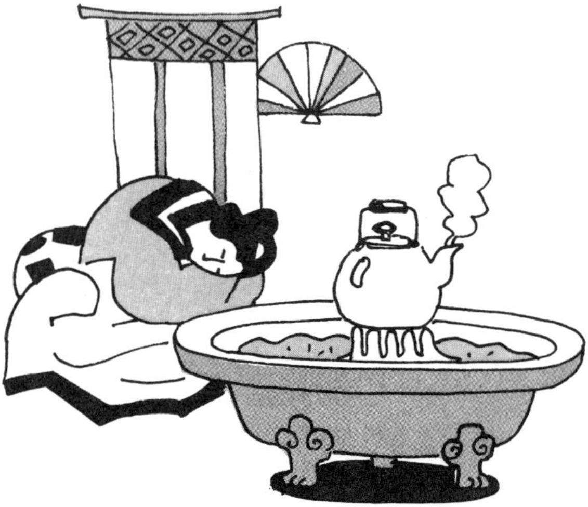

稱。江戶時代的『本草書』中叙述蕺菜有小毒，但現今業已了解蕺菜的成分，並無任何特別的問題。

雖未將蕺菜當成食用植物，但卻在醫藥方面廣泛加以利用。

關於蕺菜的藥效，首先要看中國的『本草綱目』。

……似荇葉、狀三角，一邊紅、一邊赤，有腥氣。……

……葉辛、微溫有小毒。治疔瘡。搗爛敷於患部，有刺痛感，一、二時不可去除草。疼痛過後一、二日即癒。此外，可治痔瘡。放於湯中煎煮，清洗患部，草貼於痔瘡患部即癒。

這是叙述治療疼痛的腫疱和痔瘡的方法。腫疱疼痛時，「將蕺草葉搗碎貼於患部，會疼痛幾個小時，但不能把草拿掉。疼痛過後的一～二日即可痊癒」。關於痔瘡方面，則使用蕺草葉，進行溫濕布或洗淨，此外，將葉貼於痔瘡的部位，便能將其治癒。簡單明瞭爲各位叙述蕺草葉的效果，這個記載，是從實際經驗中產生的。

以『本草綱目』爲範本的江戶時代的蕺草利用法，當然也深受這本書的影響。以下列舉一些代表性的方法。

腫疱（一切），將蕺草葉揉碎，若冬天無葉則取根，陰乾後煎煮使用。（『秘方錄』）

脫肛的治療，要煎蕺菜泡澡。（『萬世秘事枕』）

痔瘡的治療，將蕺菜煎汁，擦於患部（『經驗千方』）；煎煮蕺菜，擦於患部（『秘方錄』）；青木葉三十片、芥草葉三十片、蕺菜葉六十片，放入二升水中煮成五勺，將棉浸泡其中，貼於患部。（『諸國古傳秘方』）

陰囊發癢（腹股溝癬）煎煮蕺菜，敷於患部。（『經驗千方』）

頑癬，煎煮蕺菜，敷於患部。（『妙藥奇覽』）

疔的治療，將蕺菜搗爛，貼於患部。（『懷中妙藥集』）

開始長**疔瘡**時，會冒出如粟粒般大的小疱，將蕺菜搗爛貼於患部，即使感到疼痛也不能加以去除。（『廣惠濟急方』）

癰的治療，要將蕺菜搗爛，貼於患部。會感覺非常疼痛。（『諸家妙藥集』）

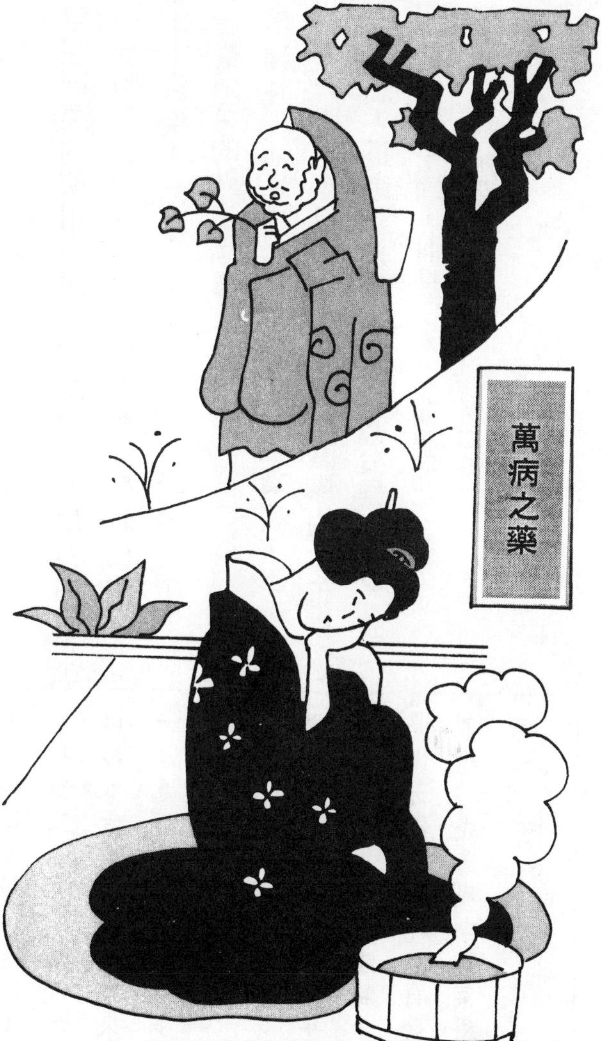
萬病之藥

方』）

陰門糜爛，煎煮蕺菜清洗患部。（『經驗千

現在蕺菜的使用方法，大致分爲外用與內服兩種（參照第三章），這兒所列舉江戶時代的治療法——痔疾、濕疹、腫疱（疔、癰）、頑癬——皆屬蕺菜的外用法。

伊澤凡人博士（漢法科學財團負責人）在『和法』一書中，叙述治療頑癬及濕疹的塗布療法是「我想，這應該是我國開發的治療法」，故這並非是模仿中國，而是日本人開發的治療法。

〔註〕在這些蕺菜的治療法中，『秘方錄』是八木下某在明和三年（一七六六年）以抄本方式所流傳下來的，『廣惠濟急方』則是多紀安元在寬政二年（一七九〇年），『諸國古傳秘方』是衣關順庵在文化十四年（一八一七年）、『經驗千方』是佩芳國於同年各自發行的書籍，成爲現今蕺菜療法的原形。

在各地所流傳蕺菜的效能

蕺菜療法的實例

日本全國各地都愛用蕺菜。具體而言，各地是如何使用蕺菜的呢？根據資料，列舉各地的使用法。

北海道　煎煮蕺菜飲用以治療膀胱炎，減少寒氣與殘尿感。

青森　開花時採摘陰乾後，煎煮服用，對於利尿、淋病、梅毒有效。

岩手　將生葉貼於腫疱，或煎藥服用。

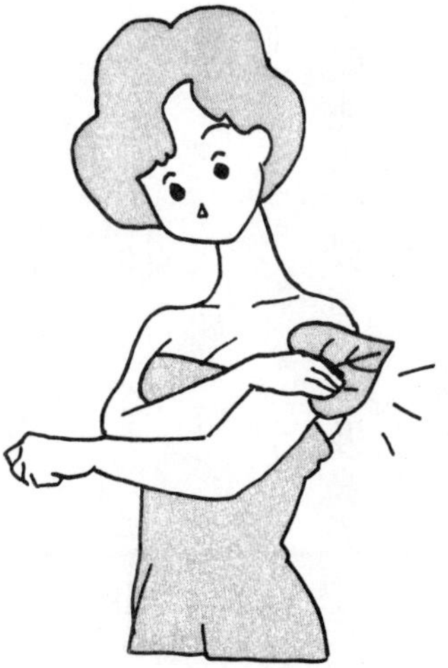

山形 採摘葉莖陰乾，用來當成健胃整腸藥。

福島 採摘蕺草煎煮服用，以治療糖尿病。

群馬 蕺菜擠汁塗抹於瘡（胎毒）。

枥木 揉碎蕺菜葉貼於腫疱上，或葉用火烤後貼於腫疱上。

茨城 葉用少許鹽揉搓，塞入鼻孔六～七小時後，就能去除鼻蓄膿症及鼻炎的症狀。

千葉 當成解熱劑，煎煮乾燥蕺菜以服用。煎過曬乾後的根對痔瘡有效。

埼玉 陰乾後煎用，可治療腫疱。對便秘和痱子也有效。

東京 夏天時採摘乾燥的蕺菜，用土瓶煎煮，代替乳品餵食嬰兒。

神奈川 燜燒後的葉貼於腫疱處，能吸除膿。對於凍傷、皸裂也有效。

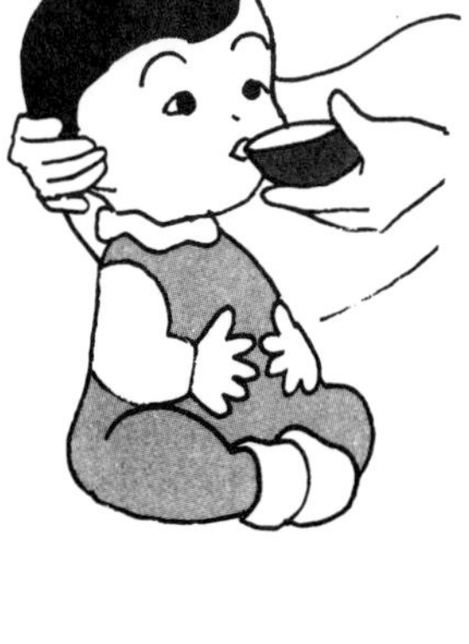

山梨 煎煮服用可去毒，治療痔瘡。

富山 治療鼻病，可煎煮蕺菜和車前草服用。此外，用鹽揉蕺菜塞入鼻孔中。

新潟 用蕺菜可吸除腫疱的膿。

愛知 煎煮服用，具解毒、消炎、利尿、緩瀉作用。此外，也可以降血壓。

岐阜 用鹽揉生葉貼於患部，可治療割傷，對腫疱也有效。

福井 欲吸除膿時，將蕺菜用款冬葉包住，放入灰中燜燒後貼於患部。治療性病可煎煮蕺菜飲用。

石川 揉葉或烤葉貼於腫疱患部。治療耳液溢可塗抹根汁。煎煮服用，對腹痛、各種疾病有效。

京都 煎煮蕺菜服用，治療梅毒。

大阪 煎煮蕺菜服用以治療婦女病。

兵庫 夏天採摘蕺菜陰乾，當茶服用，可去除體內毒素。此外，也可使身體溫暖，對婦女病很好。

和歌山 蕺菜對痔瘡和梅毒有著效性。

三重 煎煮蕺菜用來去除兒童的毒。當成利尿劑也有效。

鳥取 吸除膿、治療腹痛，可烤蕺菜貼於患部。

島根 燜燒蕺菜貼於患部可吸除膿。

山口 煎煮陰乾的蕺菜當茶喝，可治療高血壓；此外，也可將新鮮蕺菜剁碎直接吃；治梅毒時，可將蕺菜當茶喝；治療淋病時，將蕺菜煎煮成濃汁連續服用即可。

岡山 燜燒的葉子貼於患部可吸除膿。此外，可用來治療食物中毒、解熱等。

德島 將生葉用火烤軟後，貼於患部以吸除膿。

愛媛 消毒時，煎煮蕺菜服用。

高知 煎煮蕺菜的根、莖、葉，當成腹痛、便秘、鼻蓄膿症、痔瘡、淋病、梅毒、婦女病等的藥物服用。要治療膀胱炎、腫疱、頑癬、神經痛時，將陰乾的蕺菜放入洗澡水中泡澡。

福岡

將揉搓蕺菜的汁液塗抹在痱子上。治療腫疱時，將蕺菜用款冬葉包住，放入燒灰中溫熱後貼於患部。

長崎

葉、根陰乾後煎煮服用，對所有的腸胃病都很好。對皮膚病及其他疾病也有效。

大分

將蕺菜煎汁，每天喝二小杯以治療便秘。欲治淋病、梅毒，抓二撮陰乾的蕺菜用五合水煎煮，當成一日分服用。

宮崎

要拔刺時，煎煮蕺菜服用。

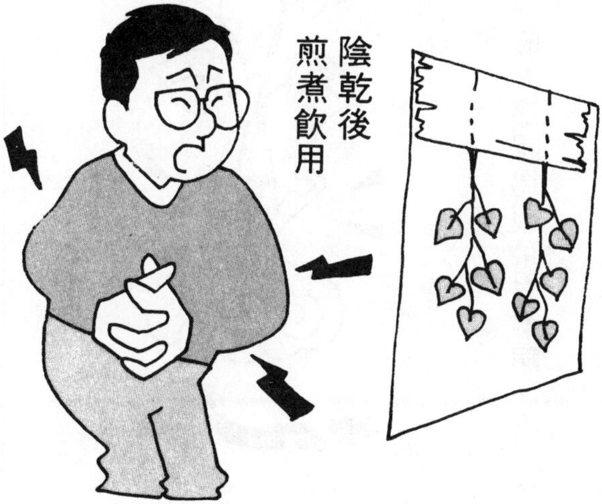

蕺菜的驅毒作用

以上是自古便流傳下來，現在亦實際使用的實例，包括吸除腫疱的膿在內，對於驅毒、腹痛、胃腸病、利尿、便秘、性病、婦女病、痔瘡、鼻蓄膿症、中耳炎、血壓、糖尿病、香港腳等都有效用，是廣泛使用的民間療法，能改善各種疾病，效果驚人。問題是蕺菜對於這些疾病眞的有效嗎？

若要按照各種不同的使用方法一一檢證，的確非常困難，其中最大的問題就在於驅毒，一般人都認爲蕺菜對淋病、梅毒等性病有效，現在我們就來探討這個問題。

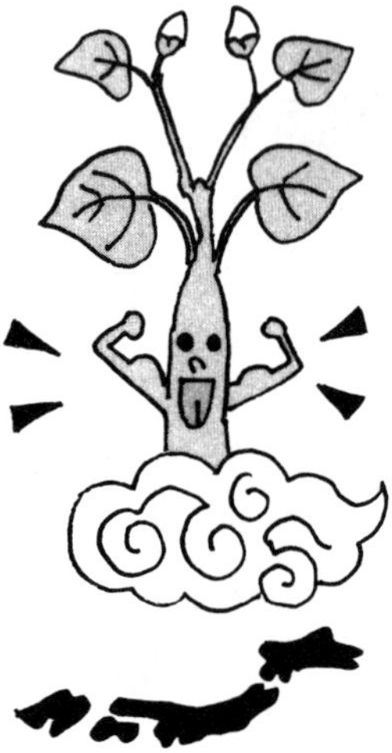

蕺菜對性病無效

結論就是蕺菜對性病無效。爲何會出現這種錯誤呢？

簡單來說，一般人誤認爲梅毒性的瘡和過敏性的瘡相同，像出現腫疱和頑癬等的皮膚病會有瘡，故認爲只要服用蕺菜即可治療性病，而產生這種錯誤的想法。

蕺菜能驅毒，對於體內的毒（性病）可能有效，因爲這個想法，故煎煮蕺菜服用的風俗習慣因而產生，並持續至今。

先前談及江戶時代的蕺菜爲外用藥，明治後才當成內服藥來使用。例如小泉榮次郎所著的『和漢藥考』中，記載蕺菜當茶喝以治療皮膚病和婦女病等。內服對梅毒和淋病有效的說法是大正時代以後的事，可能是始於著名的築田多吉的赤本（『實際的看護秘訣』）一書吧！

這個赤本，在大正、昭和時代成爲暢銷的民間療法書，列舉了尼泊爾老鸛草和花草茶等的效用，對於推廣民間療法展現了極大的功績，現今仍一直再版。因它是對成分和藥理並未充分了解的時代所完成之書，當然會有錯誤，其中之一，便是列舉蕺菜對淋病和梅毒有著效性的說法，現今各地的治療法，可能都已受到赤本的影響吧！

溫熱身體能減肥，也是錯誤的說法

最近在蕺菜旋風中，透過許多實際體驗之例，列舉各種藥效。其中之一，就是「經常服用蕺菜能溫熱身體」。聽說服用蕺菜能治療女性的手腳冰冷症，事實上，蕺菜即使煎煮服用，也不能溫熱身體，改善手腳冰冷症的體質。

關於手腳冰冷症體質的改善，依症狀的不同，有時需服用當歸芍藥散等漢方藥，或是如自古以來使用柚子和橘子、菖蒲、紫蘇、薄荷等保溫性浴料，一天盡可能泡二、三次澡。此外，飲用水果酒等促進血液循環，就能從體內溫熱、治療手腳冰冷症。對身體好的方法有很多，不要只依賴一種，要多花點工夫多嘗試。

此外，關於最近減肥旋風的問題，若說服用蕺菜能減肥未免言過其實。女性，尤其是年輕女性希望美麗的心態我能了解，但這個願望與蕺菜並無關連。

蕺菜的緩瀉、利尿作用能使新陳代謝旺盛，故可「去除多餘的脂肪」，但想「去除多餘脂肪」，在日常生活中最重要的，就是不要讓飲食積存在肚子裡，應該排除的東西就要全排掉（排泄）。

藉著調整身體的功能，就能過舒適的生活，得到苗條的身材。

想要減肥的話，首先在飲食生活方面不要吃的過多，同時，適度的運動也很重要。

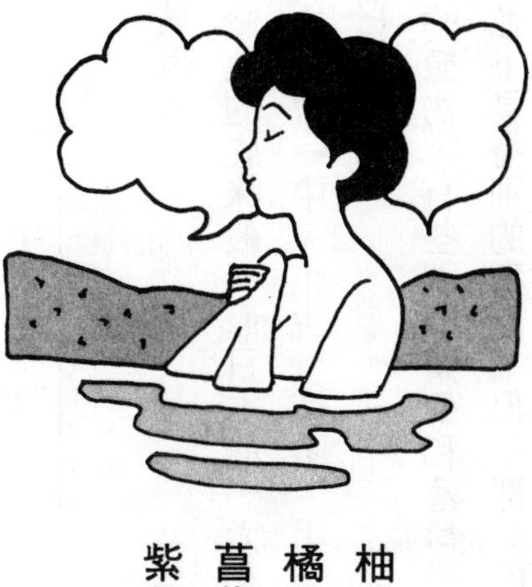

柚子
橘子
菖蒲
紫蘇

現代科學了解蕺菜的效用

蕺菜氣味的成分

說到蕺菜，大家首先想起的就是它那獨特的臭味。

在中國有「魚腥草」之稱，就是因這臭味好像魚的腥味般。而日本的『大和本草』中，也說「甚臭……」，同時代的『和漢三才圖會』中，也說「切葉，手一碰葉就會產生魚腥味，其臭難以言喻……」探討到它的氣味。

在許多植物中，有如臭木般會出現難聞氣味的植物，有些則像紫蘇和薄荷般，讓人感覺芳香，對植物的生長和發育而言，氣味並不具特別的意義。但一部分的氣味會引誘昆蟲，有助於受粉，此外，如薄荷的氣味能抑制黴菌與細菌的發育，故蕺菜的氣味也可能在這方面有些作用吧！不過老實說，我們無從得知。也許是蕺菜的氣味，使得蟲不喜歡吃它吧！

分析蕺菜氣味的成分，發現葉和莖中含〇·〇〇五％的精油（揮發油），主要成分則含癸酰乙醛等。此外，莖、葉含有黃酮系列的槲皮苷，花穗、果穗含異槲皮甘物質，此外，尚含礦物質（主要是鉀鹽），綠色的葉片含葉綠素，這些都是蕺菜成分的主體。

癸酰乙醛是組成蕺菜氣味的主要物質，具強大的抗菌作用，對葡萄球菌和絲狀菌具強大的制菌力，這是經戰後研究得知的事實。

第二次世界大戰後（一九五一年），金澤大學藥學部的學者研究團體發現蕺菜的主要成分癸酰乙醛，在翌年又發現這個成分的化膿菌等具強大的抗菌性，才得知蕺菜爲何有效的原因。

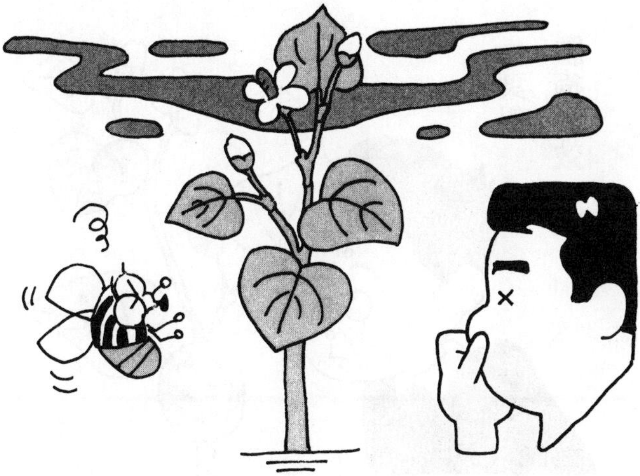

蕺菜先被當成食用植物，後來成爲藥草，一千年來爲我們身邊的人們利用，但在四十年前才得知它的眞相，眞令人不可思議。

葡萄球菌是化膿菌的代表，爲疔和癰等化膿腫疱的原因。而絲狀菌則是在皮膚表面造成感染的黴菌，成爲頑癬、香港腳的原因。

各地的民間療法，也就是揉搓蕺菜生葉，塗抹於腫疱和香港腳等的患部，的確是合理的作法。

生葉一旦乾燥，癸酰乙醛便會氧化而失去制菌力，其獨特氣味也會消失。

因此煎煮乾燥蕺菜飲用，就不可能擁有新鮮蕺菜所具的制菌作用。

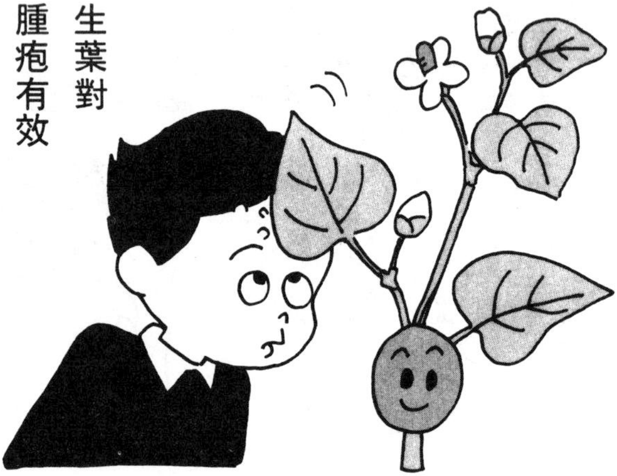

生葉對腫疱有效

蕺菜的另一個作用

乾燥的葉失去生葉的制菌作用，但槲皮苷和異槲皮苷等黃酮系列成分與鉀等礦物質主要成分，依然保留下來，這些成分具強大的利尿作用及較弱的緩瀉作用，也就是說，能使排尿、排便順暢，具有使體內積存的老廢物排出體外的作用。

血液中的老廢物經由腎臟過濾後，成爲尿而排出體外。相當於過濾器的腎臟功能衰退時，老廢物會爲體內吸收，成爲各種障礙的原因。

例如罹患急性腎炎或膀胱炎時會引起浮腫。妊娠腎時的浮腫也是一樣，簡單來說，就是水管外水積存，形成水泡的狀態。故要將有害的多餘成分排出體外，減輕腎臟的負擔，使疾病逐漸痊癒。

與維他命C的相輔相成效果

另外一點，就是槲皮苷、異槲皮苷的槲皮苷作用。

槲皮苷物質是植物的成分，存在於大部分的植物中，尤其在行道樹中經常看到的槐樹花苞中含量極多，具強化毛細血管的作用。現已當成預防高血壓製劑的原料。蕺菜中所含的槲皮苷、異槲皮苷，亦具強化毛細血管的作用。

若每天將蕺菜當茶喝，就能使得隨年齡增長而脆弱的毛細血管恢復彈性、不易破裂。如果與維他命Ｃ一併攝取，效果更佳，故要努力多吃維他命Ｃ含量豐富的蔬菜、水果。

蕺菜具強化毛細血管的作用，因此對於預防成人病，尤其是與血壓有關的動脈硬化或腦溢血等疾病而言，非常重要。

蕺菜茶與維他命C

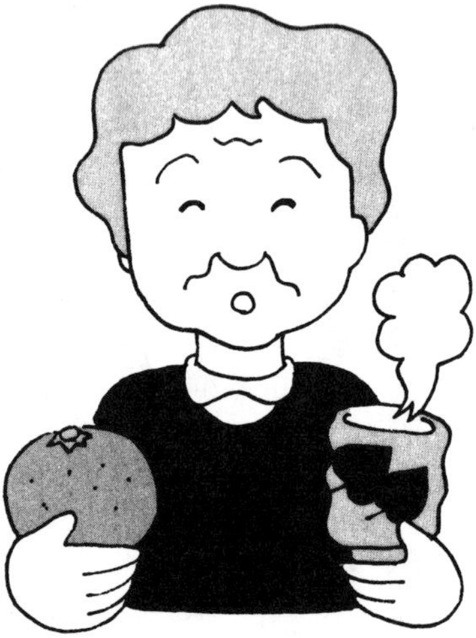

鉀與鈉的神奇

蔬菜含豐富的鉀。鉀是構成我們身體的礦物質之一，但必須與鈉保持平衡，調節身體水分，並經常保持穩定。

一般而言，動物大量攝取鉀時，會排泄出大量的鹽（鈉）。大家都知道草食動物很喜歡鹽，這是因爲經常吃含豐富鉀的食物，使得鈉的排泄較多，故必須補給鈉。由此可知，鉀、鈉必須相互保持平衡。當平衡瓦解，便會對身體造成意想不到的影響。

例如食鹽攝取過多時，細胞內缺乏鉀，使得身體倦怠、活動力遲鈍。

此外，鉀會使具有身體機能調節作用的神經細胞與肌肉組織興奮，具使心臟活動促進血管運動的作用。當這個功能遲鈍時，會出現血壓上升、心律不整、心悸、脫力感等症狀。

我國大部分的高血壓患者，大都是因爲攝取過多食鹽（鈉）而產生的本態性高血壓。高血壓容易引起動脈硬化。

爲了加以防治，必須減少食鹽的攝取量，多攝取鉀以將鈉適度排泄掉來降血壓才行。當然，並非光攝取鉀就能治療高血壓，但各位一定要知道，蕺菜中所含的鉀具如此重要的作用。

此外，鉀能提高利尿作用，去除腎炎等的浮腫，發揮有效的作用。

使傷口迅速復原的葉綠素

葉綠素是高等植物葉中所含的綠色色素，會在光合作用中發揮主要作用，相信各位都了解這一點。

葉綠素能促進增殖力旺盛的年輕結締組織，也就是肉芽組織的再生。因此外科手術後，經常使用葉綠素軟膏使受傷的組織迅速再生。

至於化膿時的腫疱，要將揉碎的蕺菜生葉塗抹在腫疱上，這是以往各地所進行的民間療法。此爲利用癸酰乙醛的制菌作用，及葉綠素能吸除膿、促進肉芽組織再生，使傷口迅速復原的道理，的確不失爲合理的方法。

看起來只是揉搓生葉塗抹在患部，是很簡單的療法，事實上，它卻是非常科學性的療法。

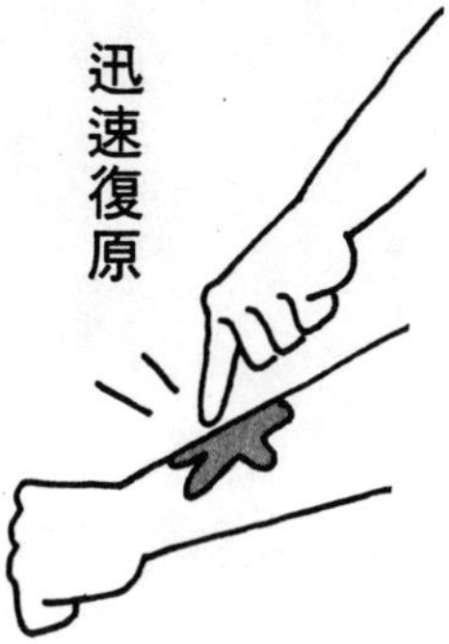

●第2章● 從蕺菜的採取到栽培、乾燥、保存法

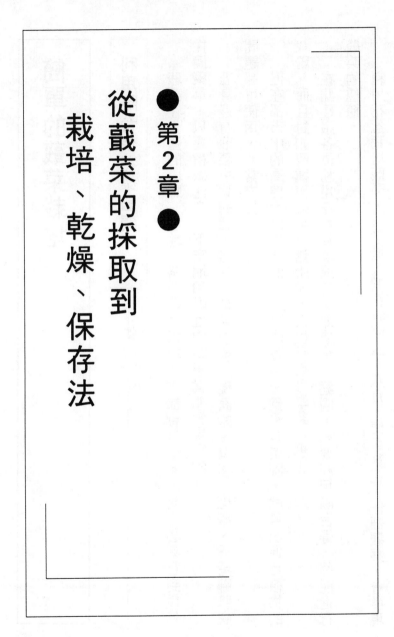

簡單的蕺菜栽培

利用陽台使花朵盛開

蕺菜在全國的山野、空地、路邊等濕氣較多處都會繁殖。因此不必刻意到戶外採摘藥草，只要稍微注意一下空地和附近的路邊就能發現它的存在。

若身邊有蕺菜生葉的話，無論是長腫疱或出現面皰、濕疹、斑疹、香港腳肌膚問題都可使用，非常方便。

但在都市中的高樓大廈生活的人，可能認爲一旦沒有菜園，就無法進行植物的栽培。而且對如何種植蕺菜一無所知，這也是無可厚非之事。

在此建議各位利用花盆栽培蕺菜。即使沒有庭園，只要利用陽台等，都能進行蕺菜的種植。

利用花盆栽培蕺菜，一旦進入開花時節六～八月，便可賞花。仔細觀察，會發現

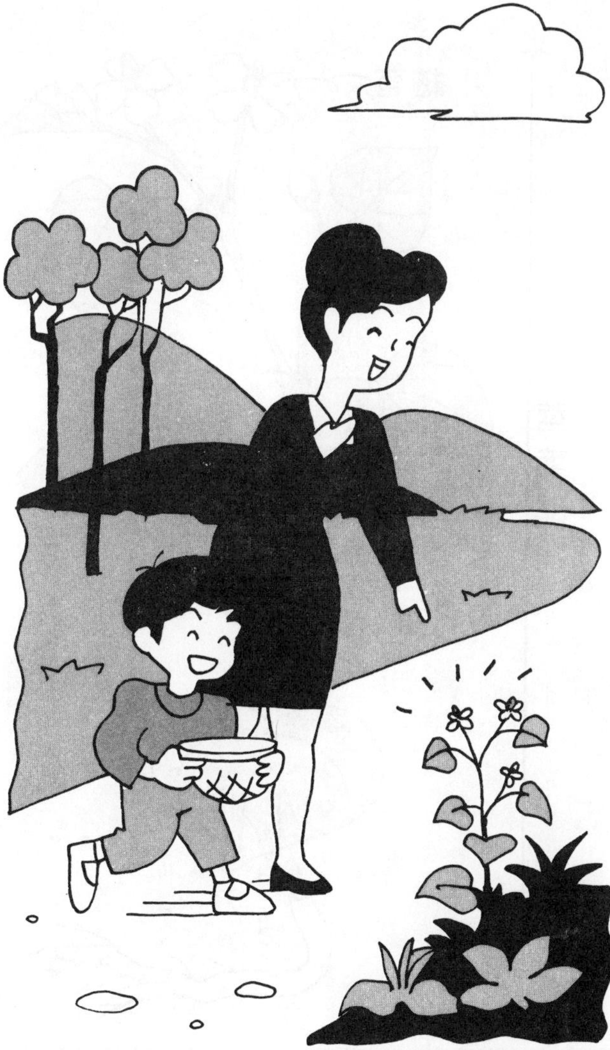

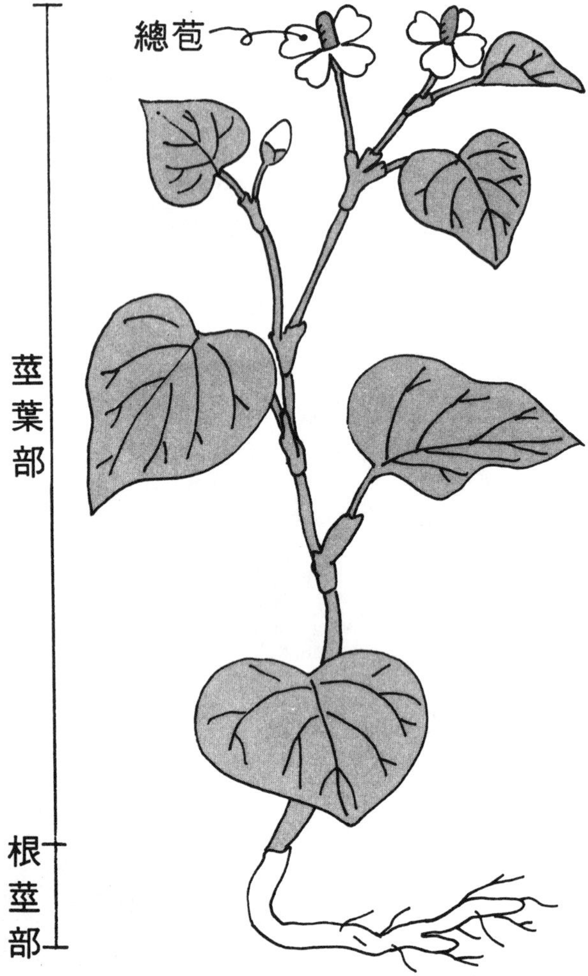
總苞
莖葉部
根莖部

它與其他山野草相比，毫不遜色。

已故的近藤米吉，也就是執筆寫下『植物與神話』等許多書籍與享受山野草樂趣的人，在『有趣的山野草』一書中曾列舉蕺菜「看到盛開的花就覺得非常美麗，感覺相當清新，不似俗界的花」，由此可知蕺菜的花的確很美，可說是天界的聖花。

若有興趣，可栽培重瓣蕺菜和斑紋蕺菜等珍貴品種，享受賞花之樂。現在也可以在園藝店內購買喜歡的種類。

種植在花盆中

若打算栽培蕺菜，首先必須購買苗。但到了種苗店，才發現幾乎都不賣蕺菜苗，如果不自己採摘或拜託他人幫忙的話，恐怕無法種植。

去年ＮＨＫ的廣播節目進行關於秋天的藥草對談時，曾談及有關蕺菜旋風的話題。對談結束後，有一位女性聽衆打電話詢問「請告訴我哪裡有蕺菜苗」。雖說蕺菜在各處都有生長，但對於不知情者而言，一定要聯想到要去店裡購買。總之，先去請教認識蕺菜的人，或看新鮮蕺菜，甚至是植物圖鑑以認識蕺菜爲第一要件。

有了一些預備知識，想發現蕺菜並非難事。到附近的山野或遠足，就會發現蕺菜的蹤跡，若是在開花時節前去，就更易發現。一旦發現時，連根挖出二、三株小苗，趁根尙未乾燥時，用塑膠袋包住帶回家去。若回家要花較長時間，必須噴霧或使根莖濕潤。

採苗時期從春天到秋天，在開花時節（六～八月）蕺菜生長茂密處更易發現。但這時期高溫、多濕，必須用剪刀在距離地面十公分處剪下，將根莖部帶回。從塑膠袋中取出帶回的蕺菜，放入裝三分之一滿的水桶中，在第二天種植之前，必須讓它充分吸水。

利用花盆或保麗龍盒底部鋪上一～二公分的土（稍大的顆粒土），上面再覆蓋用土——任何土皆可。例如篩過、去除細土的黑土和紅玉土（市面上有售）、腐葉土，各混入三分之一，就能使排水良好——裝七分滿。將採得的苗種植其中，若是四～五號盆的話則種一株，若爲中型保麗龍箱，便種三～五株。根莖充分擴散開來種在土中後，再用土好像蓋住根莖似地覆蓋其上，以手輕壓，種完後充分澆水，直到盆底流出水來。

蕺菜是利用根莖繁殖的植物，故光是種植根莖也是一種方法。將煎成五～六公分

蕺菜的採取栽培法

〔採取〕

準備東西

- 剪刀、塑膠袋等。

①蕺菜莖從距離地面10公分處用剪刀剪斷。

〔**重點**〕

用報紙包住剪下的莖葉部分，或放入紙袋中帶回利用。

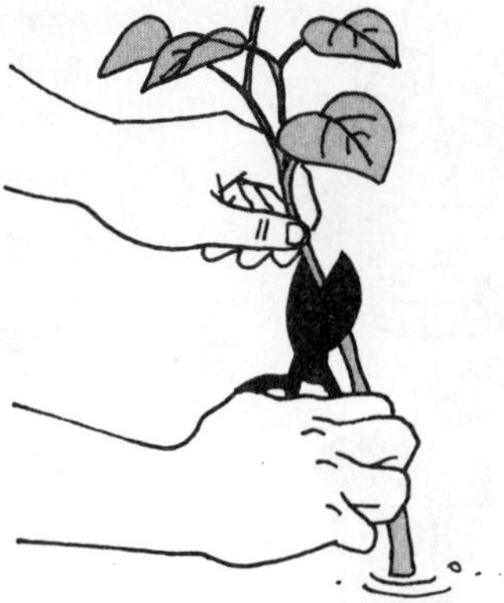

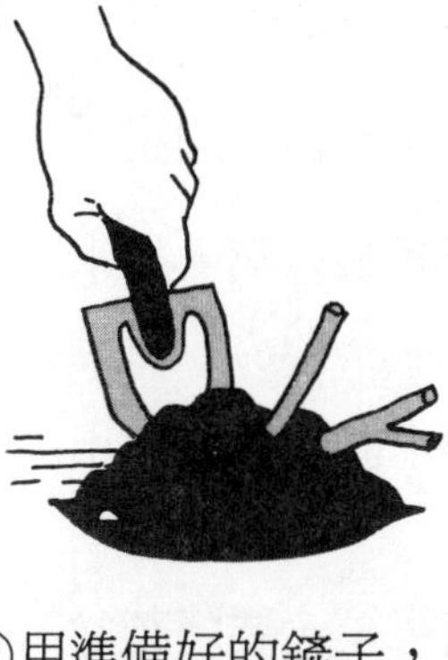

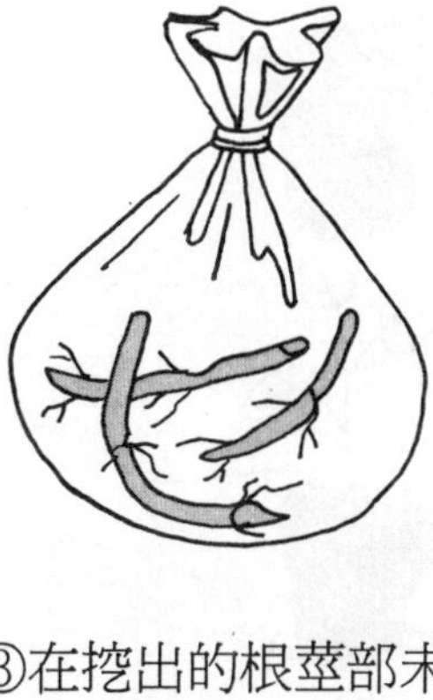

②用準備好的鏟子，只將必要的株數連根莖部一起挖出。

③在挖出的根莖部未乾燥前，放入塑膠袋中帶回。

注意點	開花時（6～8月）蕺菜生長茂密，含有豐富的有效成分，是適合採取的時期。

〔栽培〕

用花盆種植

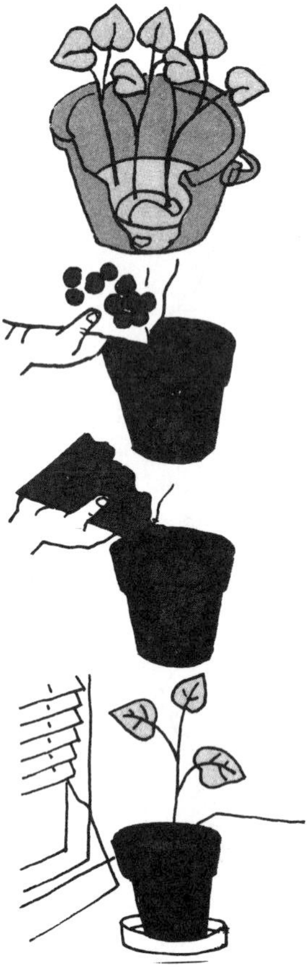

①帶回家後，從塑膠袋中取出，放入裝有三分之一桶水的水桶中，使其充分吸水後再栽植。

②在花盆底部鋪上1～2公分的顆粒土。

〔重點〕

若使用4～5號盆則種1株，如果是中型的大花盆，可種3～5株。

③其上放入7分滿的用土。

④採摘的根莖部帶有水氣，容易結成一束，因此要充分攤開，擺在要種植的場所。

⑤以土蓋滿根莖部，用水輕壓。

⑥充分澆水直到底部流出水為止。

⑦栽種結束後，要將花盆放置陽光不太強烈之處。

注意點	**只種植根莖部也是一種方法。** 蕺菜是利用根莖部增殖的植物，因此將剪下的5～6公分長的根莖部，適量擺在裝了7分滿的用土上，然後再蓋上土，充分澆水，只用根莖部就可以生根。

種植在庭院中

①充分挖土，挖出深10～15公分的洞。
②每株間隔20公分，將吸水後的蕺菜根莖部充分攤開，擺在種植的場所。

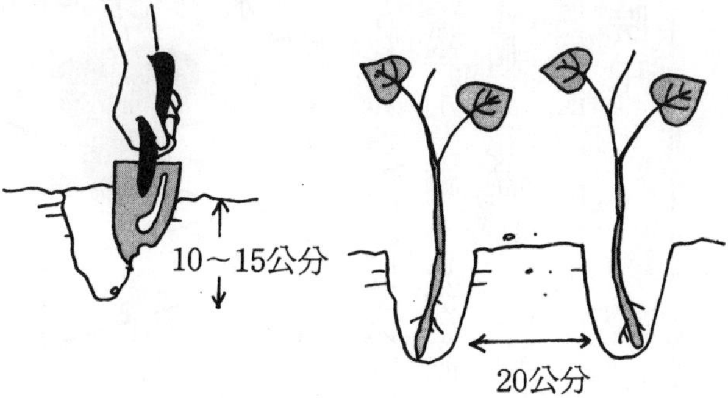

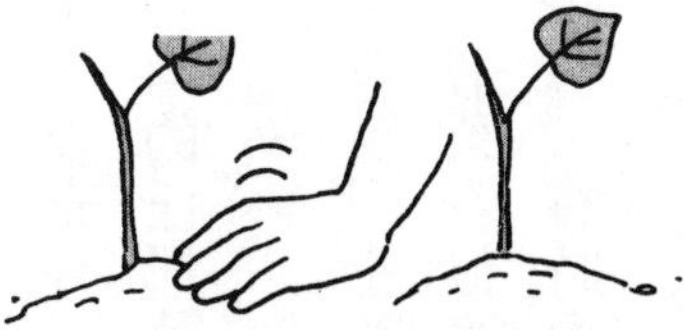

③其上覆蓋土，用手輕壓。

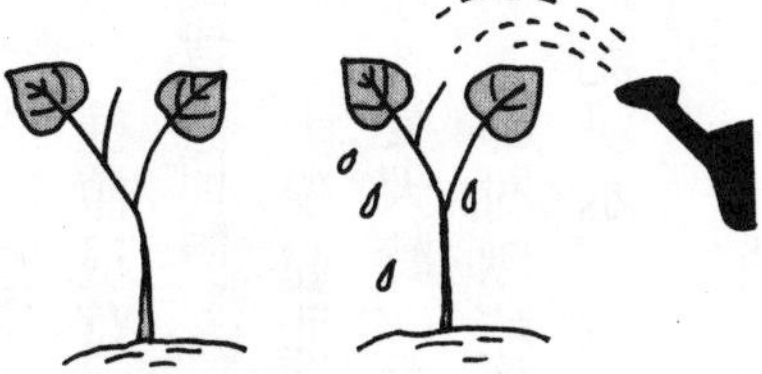

④澆許多水，使土充分潮濕。

注意點

栽種場所要選擇樹蔭下等日照不太強烈之處，而且泥土帶有濕氣較佳。

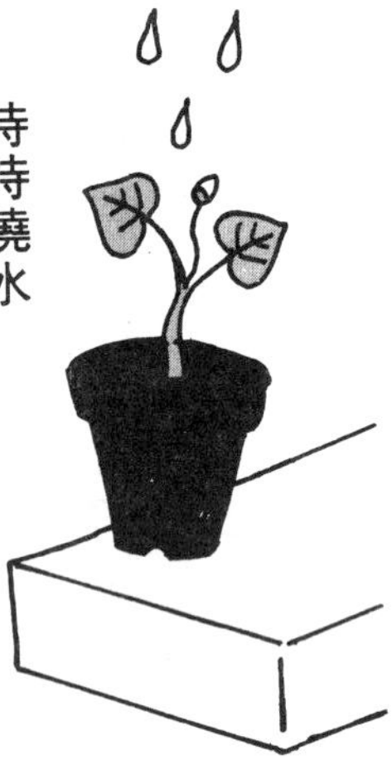

長的根莖放在用土上，再蓋上土、用手輕壓，然後充分澆水。種植根莖不分時期，一年當中的任何時候皆可種植。

種完後，將花盆與保麗龍箱置於半陰涼處，避免泥土乾燥。夏天時一天澆水一～二次。蕺菜看似強韌，卻討厭乾燥，若將它置於陽台，有時會忘記澆水，令泥土過於乾燥而使蕺菜枯萎，所以沒有下雨時不要忘了澆水。

此外，不需特別照顧，也毋需肥料。若種植二～三年後繁殖過剩，可在春、秋時分株，重新種植於花盆中。

種植在庭院中

種植於庭院中時，要種在樹下半陰涼處，或能曬到陽光、卻能保持泥土濕潤的場所。

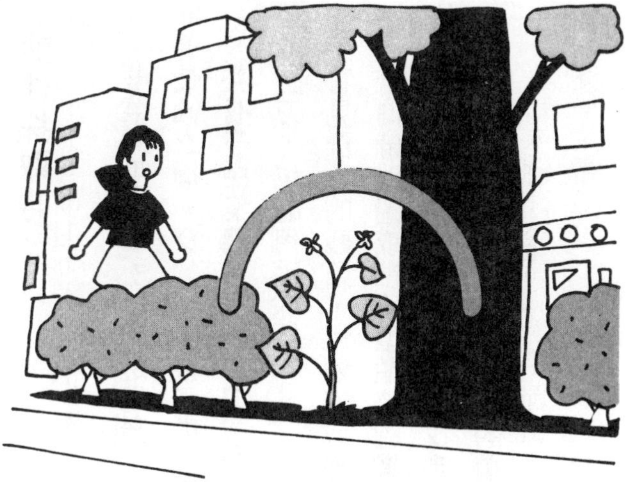

種植方法很簡單。只要挖深十公分左右的洞，各株間隔二十公分左右，根莖散開種植後將土埋回，用手輕按並充分澆水。

但種植在庭院中時，根莖會不斷繁殖，所到之處都會冒出芽來，恐怕事後很難處理。故事先一定要考慮這個問題。若能夠採摘很多，或可做蕺菜酒。

採取蕺菜的場所

先前敘述過蕺菜是生長於各處的藥草，不必特意到山野中，甚至街上都能看到蕺菜。但比起路邊沾滿泥土的蕺菜而言，生長在空氣清新的山野中的蕺菜更好。大可全家一起野餐，到附近的山野中採摘蕺菜。若不是爲了種植的話，在此爲各位叙述採摘後使用乾燥蕺菜的採摘方法。

前往採取時

蕺菜的生活場所以山邊爲最，可像遠足般穿輕便服裝，但爲避免蚊蟲叮咬，最好著長袖衣褲。穿輕便的鞋子較易活動。若下雨天或太陽太大時，別忘記戴帽子。需攜帶採集蕺菜用的鐮刀或剪刀、裝蕺菜的袋子及綁袋子的繩子。即使沒有鐮刀或剪刀，也能用手採摘。

看見群生的蕺菜，用鐮刀或剪刀從距地面稍上方部位剪斷才採摘。

若攜帶地圖或袖珍型植物圖鑑也有幫助。例如用二萬五千分之一的地圖來確定位置，待下次來時就能輕鬆地找到正確位置。

植物圖鑑可方便觀察路旁的植物，採摘其他藥草時亦可使用。

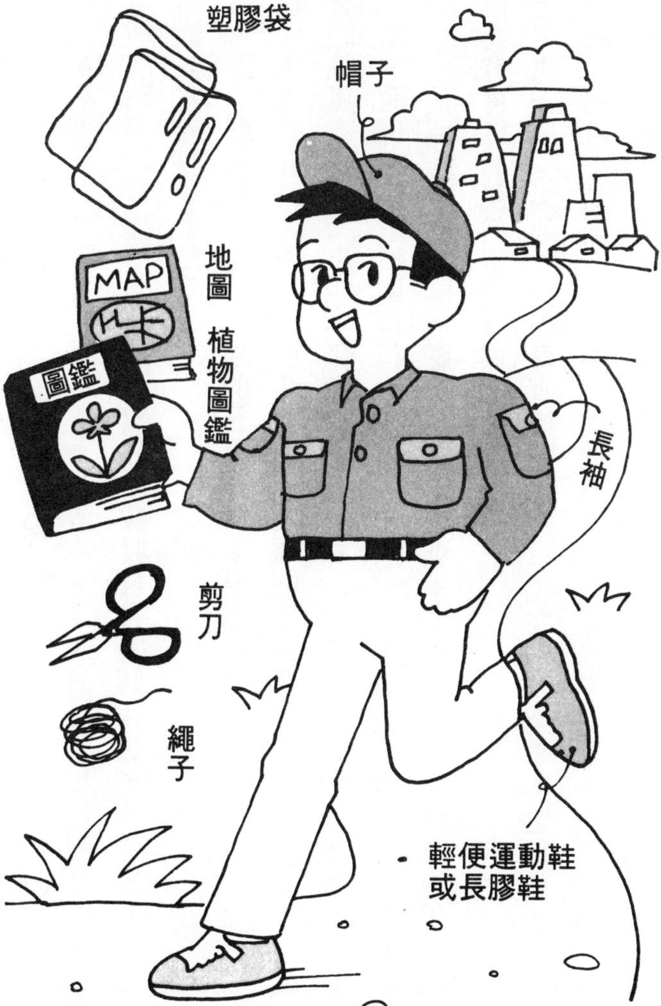
塑膠袋
帽子
MAP
地圖
圖鑑
植物圖鑑
長袖
剪刀
繩子
輕便運動鞋
或長膠鞋

「土用的丑日」與蕺菜

在藥草講習會上經常聽到一個問題，就是「何時採摘蕺菜較好呢？」不只是蕺菜，藥草採取時期的選擇，與其所含成分和採收量有密切關係，故提出問題之人，可能也對這些意義有所了解吧！

經常聽說「蕺菜要在夏天土用的丑日採摘才有效」。到底「土用的丑日」與採摘蕺菜間有何關連呢？我們來探討一下。

農曆的計算方式，「土用」係指「陰曆立春、立夏、立秋、立冬前十八日」，四季有土用，而現在一般特別是指「夏季的土用，從小暑到立秋爲止，一年內最暑熱的時期」。而「丑日」則是「夏天爲了當成夏季減肥藥而吃鰻魚或進行灸治，冬天時女性則有買紅的風俗習慣」。

「土用的丑日」與蕺菜並不具直接關係，以現在的陽曆來算陰曆的土用，大約是梅雨初晴的七月下旬至八月上旬。這個時期是開花最旺盛期，生長茂盛，草長得高，採收量也較多，同時所含的成分也最多。採摘後，最重要的是加以乾燥，因這時期屬梅雨初晴，故持續晴天，最適合使水分較多的莖葉乾燥。在開花的六月也可以採摘，不過持續晴天的日子較少，故容易腐爛，可能因察覺到這一點，基於經驗而產生了這個俗諺吧！

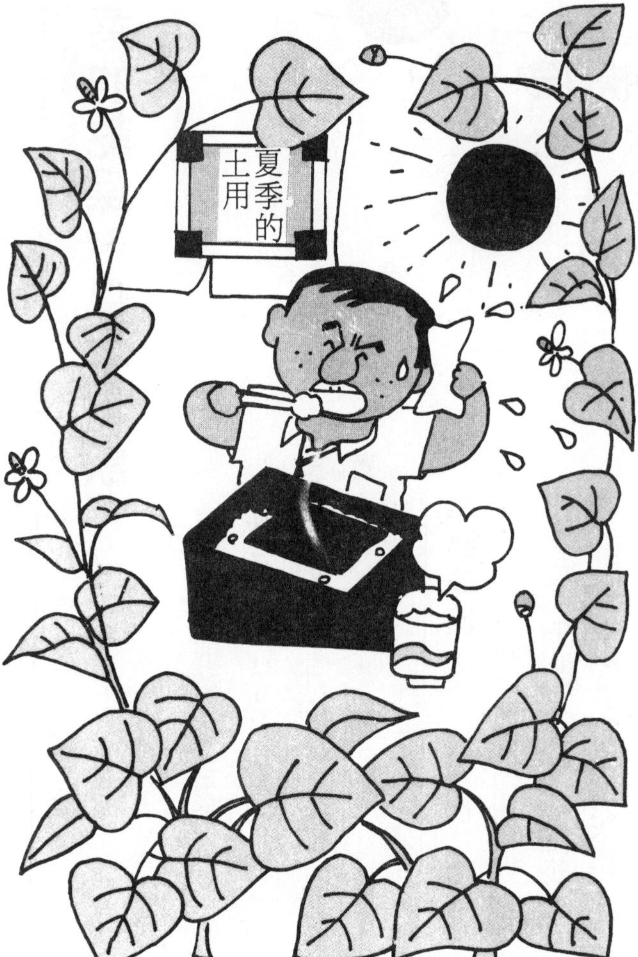

蕺菜的乾燥、保存秘訣

採摘到的蕺菜要盡可能迅速乾燥。若不小心而放在一旁，可能就會悶壞。好不容易採摘到的蕺菜，千萬不可浪費，必須多加注意。

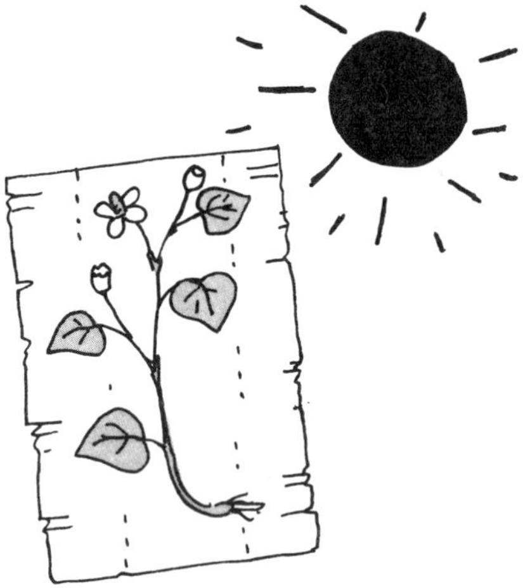

迅速乾燥

首先，仔細去除參雜在蕺菜中的灰塵、雜草，用水略洗去除泥與灰塵。

在陽台上鋪蓆子，然後攤開已用水洗淨、去除水氣的蕺菜的莖葉部，以太陽迅速使其乾燥。一天翻一、二次，讓全部都能乾燥。

此外，用雙手抓一把根部，再用繩子綁住、紮成一束，掛在通風良好的屋簷下或陽台上風乾。

若持續晴天的話，盛夏時節約三～五天就能乾燥（與曬乾的量有關）。只要用手摸時覺得乾燥即可。

若掛在走廊下乾燥的話，用袋子裝起來之前，要先以太陽曬一天使其乾燥，才容易保存。

一般而言，含有精油（揮發油）的藥草，例如紫蘇、薄荷等，應避免陽光直接照射，且需陰乾。一旦用陽光照射，便會讓香氣飛散。

蕺菜也含精油，但不論乾燥或陰乾，都會令精油產生變化，故無法期待如生葉般的效果。因此用太陽曬時，不僅能使其迅速乾燥，同時也能產生好東西。

曬乾藥草、將其剁碎的作業稱爲調製。在江戶時代時便注意到這種工夫，因此根據經驗，得知該如何曬乾才容易調製。本草書中並無曬乾的記載，而只有記載陰乾之法，這個影響仍持續至今。蕺菜亦受其影響，故有許多地方認爲應該要陰乾，即使是現在，有些書中依然有此說法。但若眞的希望它能產生藥效，最好使用新鮮

蕺葉的乾燥、保存法

〔乾燥法・1〕

①採摘好的蕺菜，用手去除灰塵和雜草。

②用水略爲洗淨，去除污泥，瀝乾水分，擱置待用。

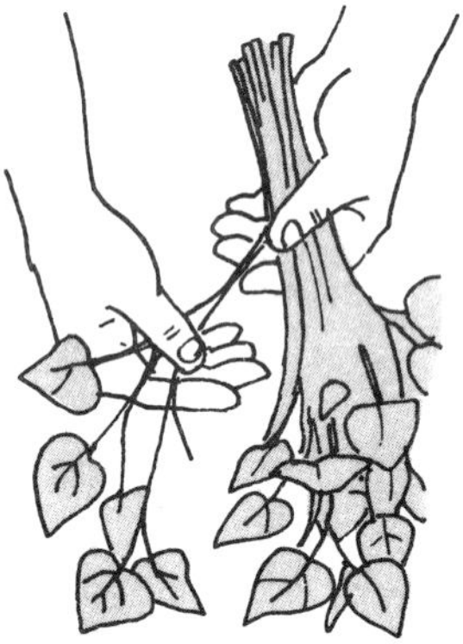

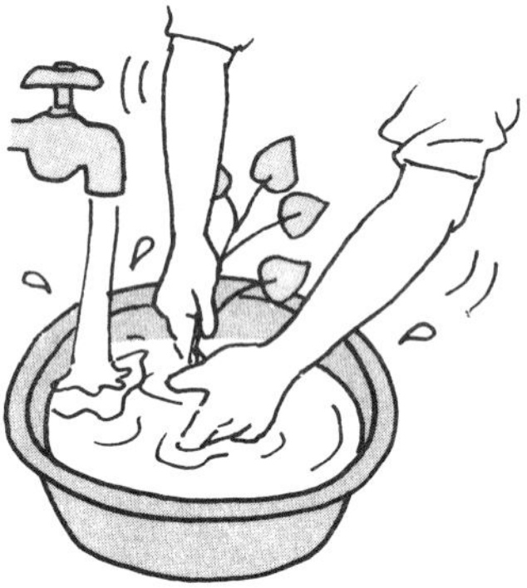

③在日照強烈處鋪上蓆子，將去除水氣的蕺菜莖葉部攤開，用太陽曬乾。

④1天翻1、2次，使其全部乾燥。

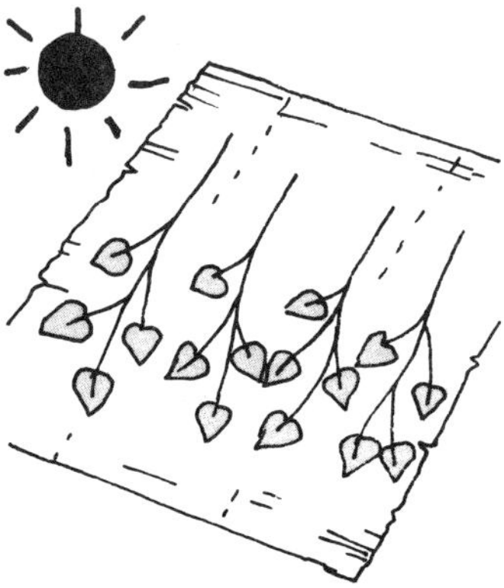

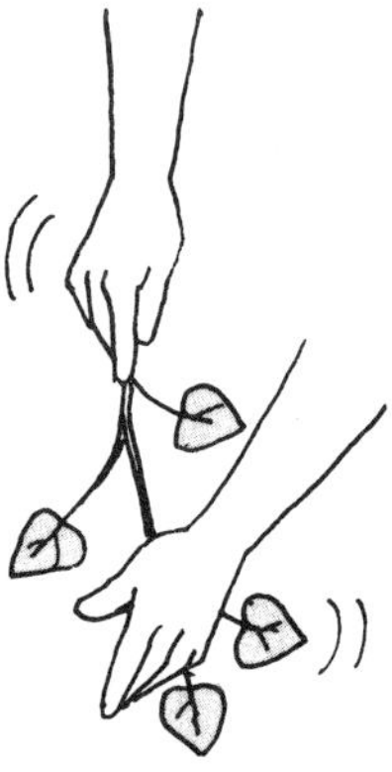

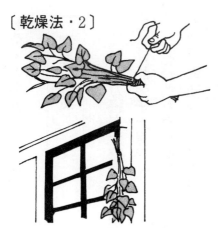

〔**乾燥法・2**〕

①洗淨去除水氣後，用雙手抓一把量的蕺菜，將根部用繩子綁住。

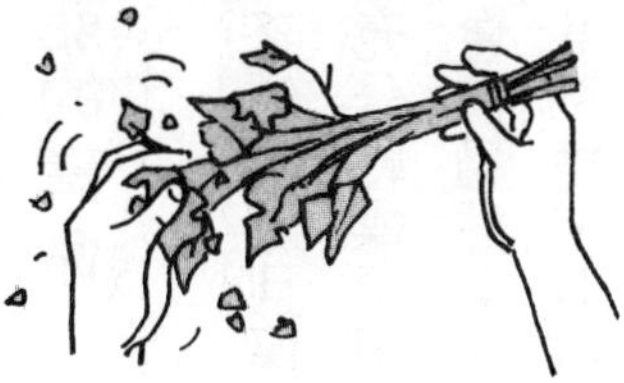

②紮成一束的蕺菜，掛在通風良好的走廊下或陽台上風乾。

③持續晴天時，可掛3～5天。用手握覺得乾燥即可。

〔**重點**〕
掛在走廊下乾燥時，保存前要用太陽曬1天，使其充分乾燥較易保存。

〔**保存法**〕

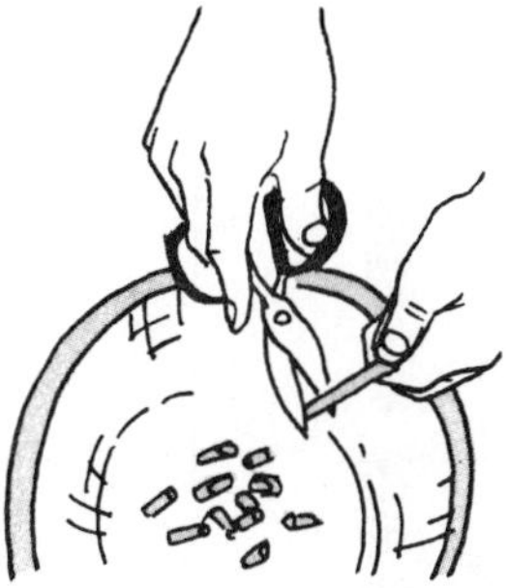

①用剪刀將乾燥蕺菜剪成2～3公分大小。

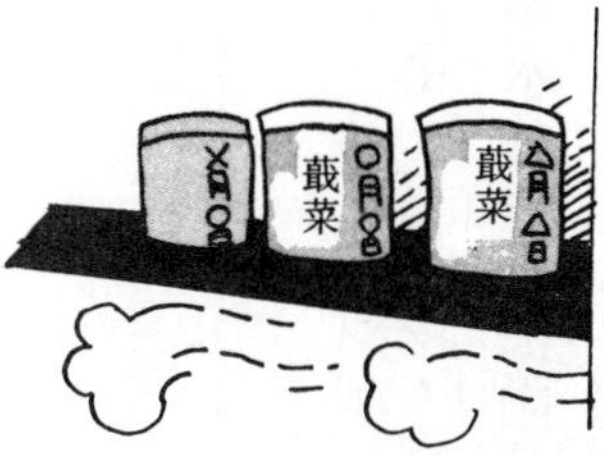

②將剪碎的蕺菜放入紙袋或空罐中，擺在通風良好的架子上保存。

重點

梅雨時期或雨較多的時期容易發霉，所以要時時取出通風。

蕺菜，否則就必須迅速曬乾，使其乾燥。

避免濕氣

用剪刀將充分乾燥的蕺菜剪二～三公分後，放入紙袋或空罐中，盡可能擺在通風良好的架子上保存。

乾燥的蕺菜最討厭濕氣。尤其梅雨季和雨較多的時期容易發霉、腐爛，因此，要適時取出風乾，避免濕氣積存。

蕺菜效能的壽命

結論是充分乾燥且保存狀態良好時，即使五年、十年後，效果依然不變。

雖說是充分乾燥，但莖、葉仍會留下一點點水分，且梅雨時期容易吸收濕氣、發霉（但不會被蟲蛀）。

即使效果不變，但用起來還是會覺得很不舒服，因此要盡早用完。

繁殖力旺盛的蕺菜。每年都會持續繁殖，故最好每年採摘乾燥的蕺菜，並趕緊用完。

冬季的蕺菜利用法

蕺菜生葉從春天到秋天皆可利用，一到冬天就會枯萎，但冬天的肌膚問題亦可使用蕺菜，利用地中的根莖，有效成分與生葉相比雖較少，但還是能充分發揮效果。

冬季時，將蕺菜從生長的場所挖起，拔出延伸於地下的白色根莖。

帶回家後去除泥土、用水洗淨，盡可能將根莖剁碎，然後用研鉢碾碎，抹在白布或紗布上貼於患部。與使用生葉時一樣，乾燥後

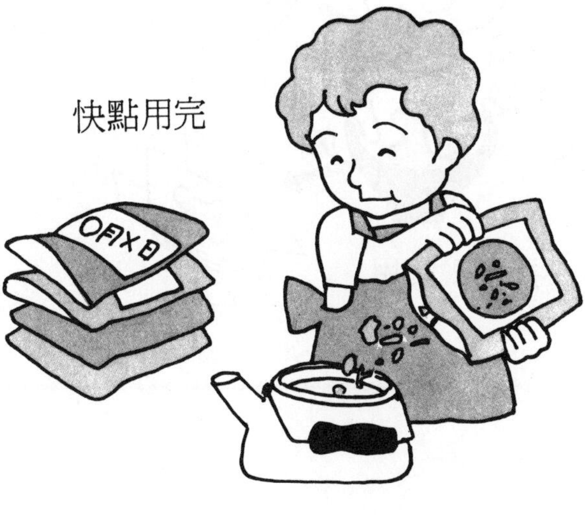

一天換二～三次。

這個方法，是從江戶時代的本草書所得到的啓示。

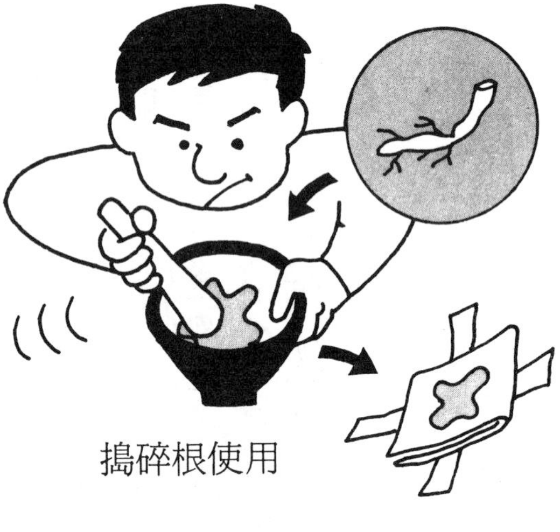

搗碎根使用

●第3章●

蕺菜的正確使用法

大家都會做的簡單療法

藥物皆有各種不同的使用方法，大致分爲外用與內用（內服）二種方法。

蕺菜生葉可直接外用，而地上的部分乾燥後煎煮可內服。除此之外，可當抑制發炎症狀的消炎性沐浴劑使用。此外，也可飲用蕺菜茶、蕺菜酒，有各種不同的使用方法。

當然，外用與內用各具不同藥效，同樣是蕺菜，外用與內服時因所含成分不同，其效果也有差異，這一點各位一定要了解。

蕺菜的強力抗菌作用

外用蕺菜一定要使用生葉。揉搓或搗碎生葉，將生汁塗抹於患部是非常簡單的方法，但卻能治療痱子、濕疹、斑疹、糜爛、刮鬍刀的刀傷、面皰、腹股溝癬、頑癬、香港腳、穿鞋磨破腳、大腿磨破、尿布疹、鼻蓄膿症、耳液溢等許多症狀。

新鮮蕺菜的獨特臭味，是因葉中所含的癸酰乙醛成分所造成的，這已在第一章中敘述過。癸酰乙醛具對抗葡萄球菌和絲狀菌（一種黴菌）的強大抗菌作用，尤其是對付葡萄球菌等的力量，比抗菌性的化學療法劑還強大。

葡萄球菌是直徑約一微米（千分之一毫米）的球形細菌，排列如葡萄串狀，因而得此名稱，是化膿菌的代表，此外，也是食物中毒的原因。

而絲狀菌則是在皮膚表面增殖的眞菌，是帶有絲狀菌絲黴菌的一種。大家可能沒聽過眞菌，簡單來說，就是黴菌類和酵母菌類，依菌絲形態的不同，分爲絲狀菌與酵母菌。

絲狀菌所引起的眞菌症——具代表性的

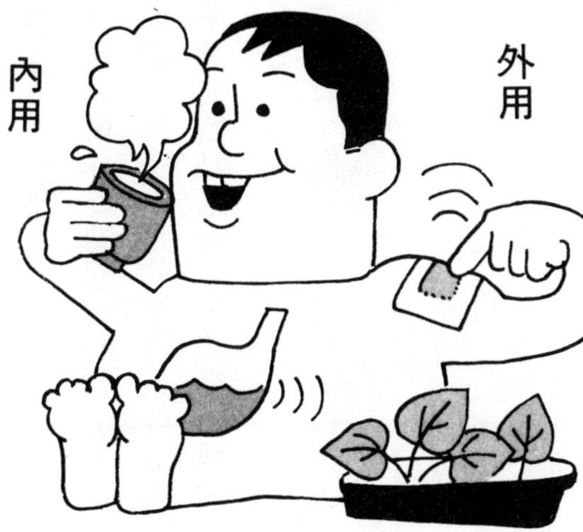

就是白癬菌引起的白癬、腹股溝癬、香港腳等——最近患者有增加的趨勢。這是因抗生素的發達，造成菌交替症增加的傾向。也就是說，長期投以抗生素使得病原菌減少，但能對抗抗生素、具抵抗力的眞菌卻增殖，因此疾病很難治好。

蕺菜則不會出現如抗生素般的菌交替現象，故能得到較高的藥效。

自古以來被當成民間療法，也就是將蕺菜生葉揉搓後塗抹於腫疱上的方法，是藉著癸酰乙醛的抗菌作用，以抑制菌的發育，而且藉由生葉中所含的葉綠素促進肉芽組織的發育，使得膿流出後的洞得以再生，故從藥理的觀點來看，是非常合理的方法。

而利用生葉汁的方法，自古以來亦下了許多工夫進行。關於這一點，稍微爲各位敘述一下。

生葉的利用法

要治療痱子（汗疹）、濕疹、斑點、糜爛、刮鬍刀傷、面皰、腹股溝癬、頑癬、香港腳、磨破腳、磨破大腿、尿布疹等，可將二～三片生葉用水洗淨，以手充

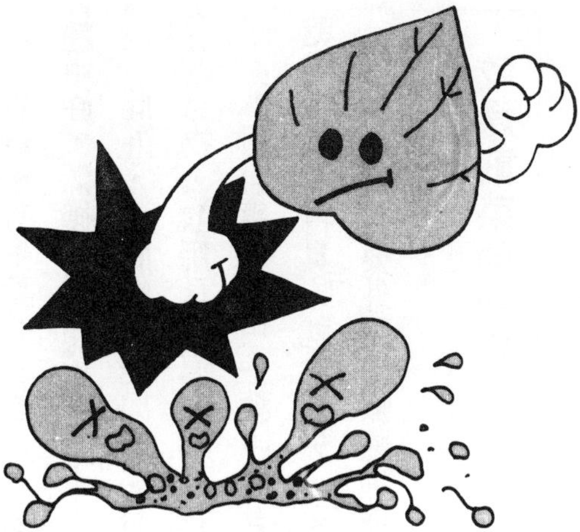

分揉搓產生生汁，再把汁塗抹於患部，一天二～三次以上。

若是香港腳，則必須先將腳的趾縫充分洗淨，再塗抹生汁，如果脫皮的話，就要將皮撕掉後再塗抹。必須很有耐心地持續塗抹。

鼻蓄膿症的話，就要揉搓生葉，將柔軟的葉子交互塞入鼻孔中，擱置一會兒後再取出，用衛生紙擤鼻涕。若不使用清潔的生葉，也可用棉花棒沾一點生汁塗抹在鼻子深處。

至於外耳炎和中耳炎，也是用棉花棒沾取生汁塗抹於患部。葉子要充分洗淨、去除水分後再使用。

若爲腫疱而要將膿吸除時，用和紙或鋁箔紙包住二、三片生葉，再用小火燜燒一下，充分揉搓貼於患部，覆蓋紗布後用膠帶固定。或將生葉剁碎後再以研缽研碎，塗抹在紗布上貼於患部，乾了以後再換，一天換二～三次，待腫疱開口後，用手將膿擠出，以脫脂綿充分擦乾淨後，再塗抹蕺菜生汁。腫疱要一直持續塗抹到開口為止。

若是沒有生葉的冬季，就要挖出地中的根莖，用水洗淨、去泥，剁碎後再用研缽研碎，然後抹在布或紗布上，貼於腫疱等的患部。

此外，皮膚的問題與便秘有密切的關係，在日常生活中，就要攝取食物纖維較多的食物，飲用具緩瀉作用的花草茶，以促進排便。

外用治療是利用生葉中所含強烈臭氣的根源癸酰乙醛的抗菌作用，而生葉一旦乾燥，其獨特臭味就會消失，癸酰乙醛也會被分解掉而失去制菌力。

因此，若要外用治療腫疱或濕疹、香港腳等症狀，一定要使用生葉才行。

乾燥蕺菜的利用法

煎煮藥草的容器最好選擇素燒的土瓶，但也可使用琺瑯的壺或鍋。

避免使用鐵鍋。因為一般來說藥草含有丹寧，會因化學變化而產生丹寧鐵，對

使用蕺菜生葉的外用例

〔香港脚〕

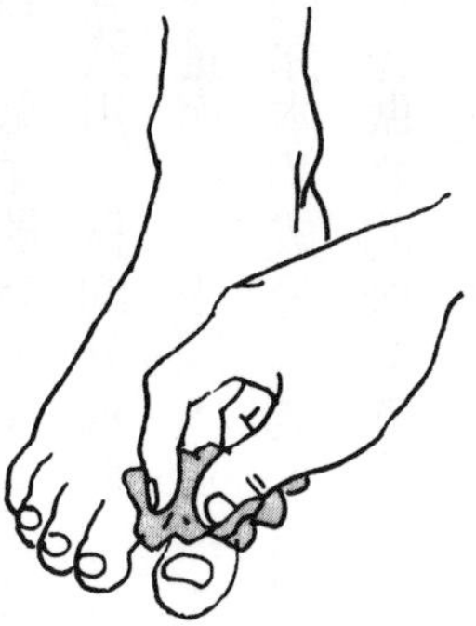

①將趾縫充分洗淨。
②在不會燙傷的熱水中，放入適量的醋，將腳浸泡其中20～30分鐘。
③用手觸摸覺得皮膚泡脹時，撕掉薄皮。
④用手揉搓2～3片生葉，直到產生汁爲止，將其貼於患部或塗抹生汁。

〔重點〕

　　蕺菜生葉要採摘嫩葉，先洗淨再使用。

〔鼻蓄膿症〕

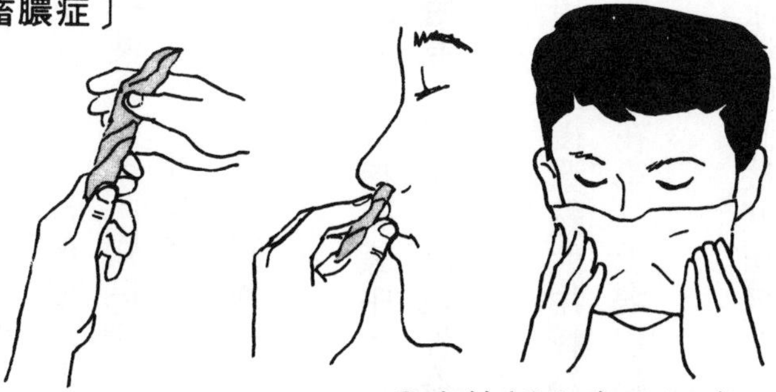

①將2片蕺菜生葉重疊，用手揉搓成棒狀，直到汁出現爲止。

②直接插入鼻孔深處，擱置30分鐘。

重點

　交互插入兩邊的鼻孔。

③取出之後擤鼻涕

注意點	1天進行2～3次。持續2～3週就能出現效果。

身體有害。蕺菜雖無丹寧，但還是使用鐵製品外的製品較好。

煎煮飲用一日的分量爲一〇～二〇公克（一、二撮）。飲用量與新藥不同，並無一定的量，依症狀酌量增減較好。例如當成便秘藥使用時，因原本的成分較弱，故以能排便爲標準，剛開始少量飲用，再逐漸增加。

將事先做好的蕺菜放入容器中，加入三〇〇～五〇〇CC的水，若是用杯子，則大約一．五～三杯，用小火煮到剩半量爲止，約煮三十分鐘，但必須時時注意勿讓水溢出。煮好後，用濾茶器濾出殘渣，再放入壺中。

另一個方法，事先將一日分的蕺菜放入棉布袋中，如此一來，就毋須每次都要測量分量。棉布袋如手帕般大小，用帶子綁住，掛在容器把手上即可。煎煮完後，只要取出袋子，就毋須過濾茶渣。

煎藥原則上一天分要分三次服用，飯後溫熱飲用較爲有效。一般而言，一天分的煎藥要在當天喝完。前一天剩下的量，在第二天喝也無妨，但夏天時擺了二、三天就會壞掉，而必須把它倒掉。

夏天可放在冰箱中保存，但太冰涼而直接飲用反而不好。一定要溫熱後再喝。治療便秘時，要盡可能煎煮較濃一點，飯後分三次服用。

若是眞的很在意氣味，可在煎煮前將蕺菜放入鍋中，一邊用手混合，一邊略炒以產生香氣，這樣一來，就可以毫不勉強地喝它了。

想將蕺菜當茶喝時，就在二～三公升的大壺中，多放一些折斷的乾燥蕺菜枝，注入大量的水煮二十～三十分鐘。如此一來，會比煎藥更稀薄，便毋須擔心量的問題而把它當茶喝。

若忙到沒時間將蕺菜曬乾，也可利用市售品。把乾燥蕺菜剁碎放入紙袋中，此在藥局與藥店中皆有販售。如果購買『日本藥局方』的「十藥」來利用的話，毋須費事就能喝到蕺菜。

更簡單的方法是分包，也就是將一次的分量裝成一包即可使用。市面上也販售茶包式的蕺菜，只要沖泡熱水就能立即飲用，在非常忙碌的時刻非常便利。

只喝一種蕺菜固然不錯，但若將幾種野草混合做成茶，就能享受完全不同的風味。若能取得艾草、枸杞、明日葉、柿葉及槐屑、連翹、桃花的話，可和蕺菜一樣乾燥，或略炒後混合適當的量使用。

混合各種花草，做成自己的味道。

乾燥蕺菜的利用法

煮出汁液做成煎菜

①1日分10～20g（1、2撮），將事先切碎的蕺菜放入容器中，加進300～500 c.c.的水(約1.5～3杯)。

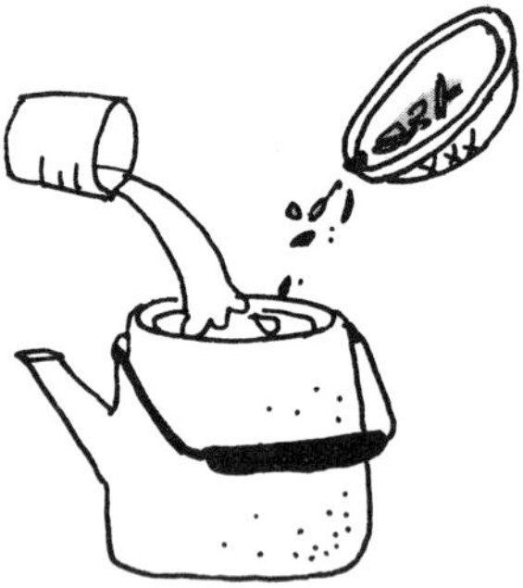

重點

將切碎的蕺菜放入煎鍋或鍋中，一邊用手混合，一邊略炒，使其產生香氣。

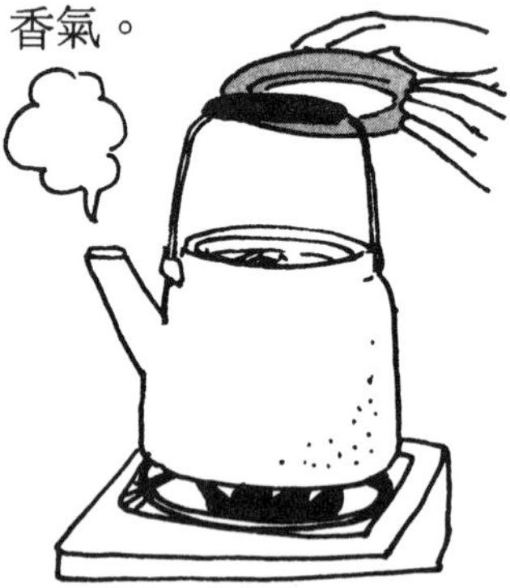

②用小火煮30分鐘（煮到剩半量爲止）。

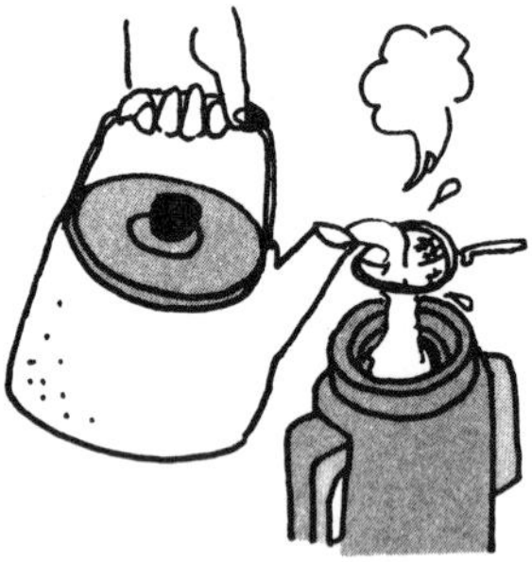

③煮出之後，用濾茶器過濾殘渣，放進熱水壺中。

重點

煮的時候，可事先準備好如手帕般大的棉布袋，將蕺菜放入後再煮，事後就不必再用濾茶器過濾。

注意點	避免使用鐵瓶，最好用素燒的土瓶或鋁製、琺瑯製的壺和鍋。一般而言，煎藥最好當天喝完，因此所介紹的爲一日的分量。

當茶喝

①將蕺菜碎屑放入容量2～3ℓ 的大壺中。

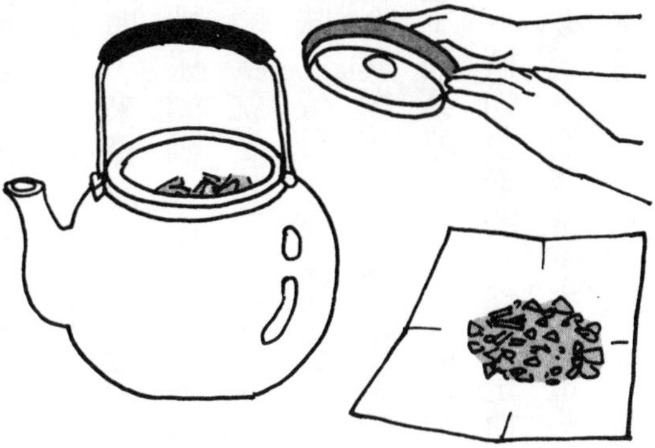

重點

若不是碎屑，而是將乾燥蕺菜直接放入壺中煮，更爲方便。

②壺中加入大量的水，煮20～30分鐘。

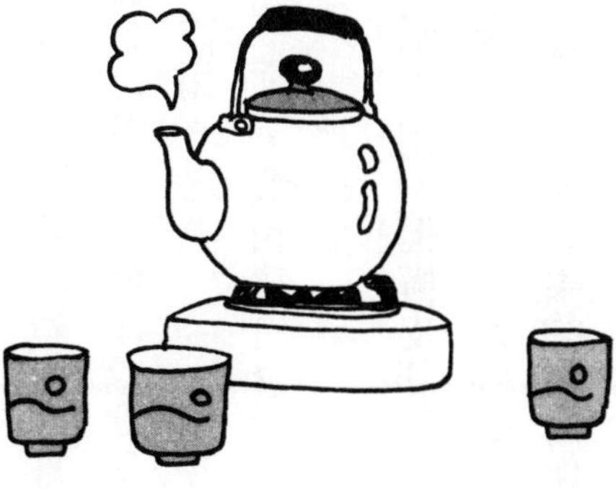

認定具醫藥品價值的蕺菜

稍微換個話題，來探討一下「驅毒」之問題，簡單來說，就是驅除體內的毒素。係指排便、排尿順暢，藉此將不需要的老廢物排出體外之意。排便順暢就是「緩瀉」，排尿順暢就是利尿，而乾燥的蕺菜具緩瀉、利尿作用。

蕺菜獨特臭味的成分，就是大家熟悉的癸酰乙醛，除此之外，葉和莖尙含槲皮苷，花穗及果穗含異槲皮苷以及各種礦物質（主要是鉀鹽）。

先前敘述過，蕺菜乾燥後，癸酰乙醛會被分解而失去抗菌作用。但槲皮苷和異槲皮苷等黃酮類（植物色素的一種，是植物中所含的黃色色素成分），以及鉀等礦物質，會成爲主要成分而殘留下來。這些成分經煎煮飲用，就能發揮輕柔的緩瀉作用及強烈的利尿作用。

當然，古代人並未正確得知這些成分與效能，但基於常年的經驗，瞭解其對便秘與腎炎、膀胱炎等有效，因此傳承於各地。

蕺菜在一九六一年被收錄在『日本藥局方』中，稱爲「十藥」，藥局、藥店則以「十藥」或「重藥」之名販賣。能收錄在『日本藥局方』中，證明藥理具民間藥的效能、效果。此外，因它是大量使用的藥草，故厚生省制定規格、提出告示。所以蕺菜不只是生長在山野的藥草，同時也具藥品的價值，基於藥事法保證其品質。

而現在規定在有效成分最多的開花期，只能採摘地上的部分乾燥使用。地上的部分就是指莖葉部及花穗、果穗。

民間藥與漢方藥的不同

蕺菜經常出現在五物解毒湯等漢方藥中，主要當成民間藥使用。最近掀起一陣漢方藥旋風，有很多人誤以爲服用藥草就是服

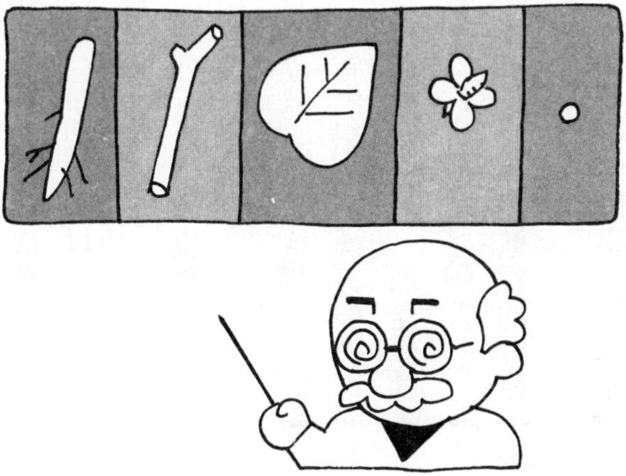

用漢方藥，但漢方藥與民間藥並不相同。

民間藥是指利用身邊的動、植物或蕈類、礦物等天然物質來治療疾病的經驗藥，這是基於常年生活智慧代代相傳的藥物。植物方面，如根或根莖、皮、莖葉、花、果實、種子等皆可使用。民間藥中，除了我們祖先所製造的以外，尙有受到中國、韓國及歐洲醫學影響而開發出來的，詳情在此略過不提。

通常指使用單味（一種）素材。效果穩定，即使外行人使用也無副作用，這也是能成爲民間藥而普及的條件。

那麼漢方藥是指什麼呢？主要指配合個人體質及症狀，用來治療疾病的藥物處方。漢法（方）將其稱爲「證」，這是漢法（方）才有的想法。漢方藥與民間藥最大的不同，就是在於有無「證」的想法。此外，並非只使用一種，而是幾種生藥組合處方。有些的作用強烈，因此，使用法非常困難，外行人無法處理。

民間藥最大的特徵，就是使用法與「新藥」相同，是對局部進行的對症療法。例如利用蕺菜生葉汁吸除腫疱的膿，或當成利尿劑使用等。

同樣是使用生藥（草根樹皮），但漢方藥與民間藥的用法不同，這一點一定要注意。

抑制發炎症狀的蕺菜泡澡法

昔日我國端午節會洗菖蒲澡，冬至時洗柚子澡，配合季節進入藥湯中，希望一家人無病息災。

此外，治療夏天的痱子，用桃葉澡很有效，還有橘子皮、松葉、曬乾的蘿蔔葉、艾草葉等，也都廣泛加以利用。

說到藥湯，大家立刻想到菖蒲澡、柚子澡，這些都是能使身體溫熱的補溫性植物，但像桃葉澡則是具消炎效果的藥湯，蕺菜也被當成具消炎作用的藥湯來利用。

收集生的莖葉部裝在布袋中，丟入浴缸裡泡澡，和桃葉澡一樣的痱子、濕疹等有

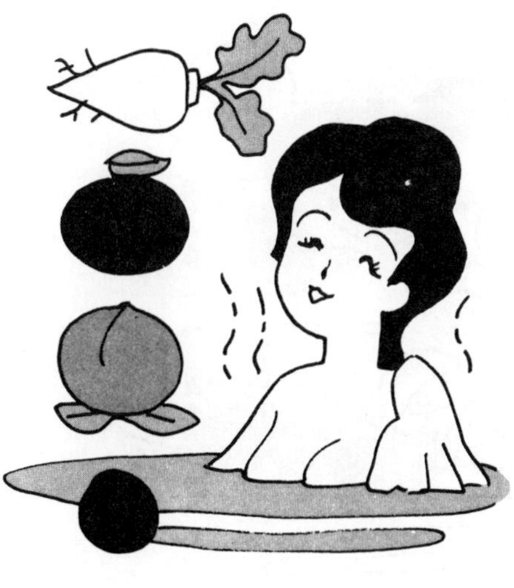

效。

但生的莖葉具獨特的強烈臭氣，故討厭臭味的人可使用乾燥的蕺菜。

準備好大小如手帕對折般的棉布袋，將乾燥的蕺菜放入袋中，丟進浴缸裡泡澡，或是將煮出的液體倒入適溫的洗澡水中泡澡。

若是裝在袋中的蕺菜，泡澡時可用袋子揉搓身體，好像要揉出汁液般，對痱子等很有效。

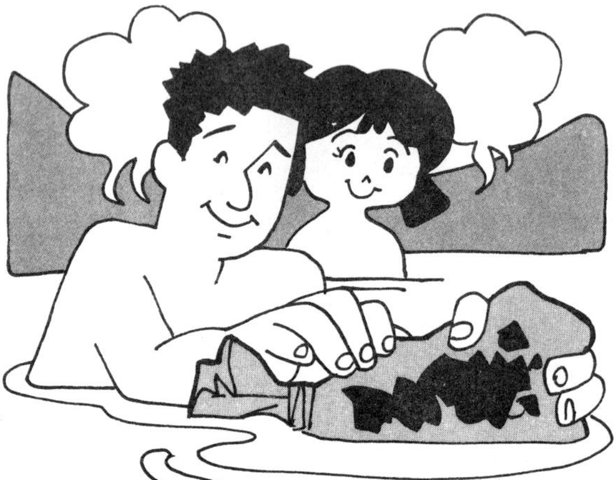

●第4章●
新鮮蔬菜的優良效能

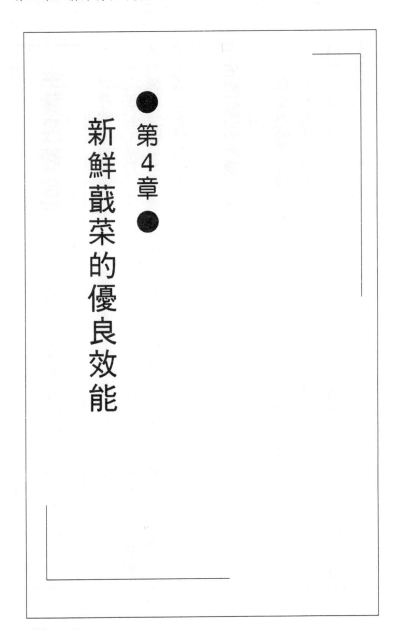

生葉最適合用來治療肌膚的問題

以往的肌膚問題，都會使用蕺菜生葉，現在依然以同樣的方式加以利用。

先前敘述過蕺菜中含〇・〇〇五%的精油癸酰乙醛，同時也含其他物質。

癸酰乙醛是蕺菜強烈臭味的根源，但對於葡萄球菌及絲狀菌具強大的抗菌作用，揉搓生葉貼於患部，能抑制菌類的活動，迅速治癒各種皮膚的疾病。

依症狀別來看蕺菜利用法

那麼蕺菜對各種疾病該如何使用呢？爲各位列舉一些外用法的實例。

首先就是將蕺菜生汁塗抹於患部的方法。這是揉搓生葉，將汁直接貼於患部的簡單方法，或是把生葉搗碎或燜燒後再使用，有各種不同的方法，不過就理論上而言都是相同的，那就是「塗抹生汁的方法」。

●面　皰

俗稱青春痘，以青春期男女較多見。

到了「青春期」時，由於荷爾蒙分泌失調，皮膚表面油脂分泌旺盛，毛細孔阻塞，孔中有化膿菌進入使得皮脂腺和毛囊化膿，形成面皰。主要出現在臉上，但有時也出現在胸部及背部。

形成面皰後，要用普通的洗面皂洗幾次臉，以避免毛細孔阻塞。同時，最好勿使用化妝品，尤其是乳液、乳霜等含油分的物質。

這時摘二、三片蕺菜生葉充分沖洗後揉碎，將生汁塗抹於患部。一天數次也無妨。

蕺菜不只是葉，連莖都能使用，不過因

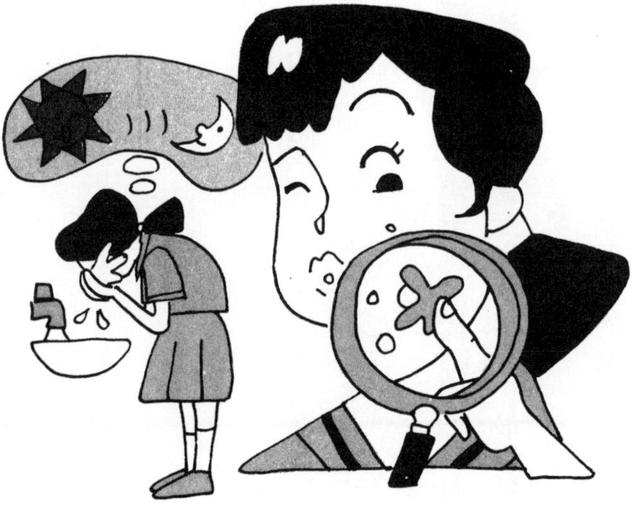

爲莖較硬，想製造大量生汁時，可將葉和莖剁碎放入研缽中研碎，再用紗布包住擠汁較好。用脫脂棉沾汁塗抹於患部。地上部分枯萎時的冬季，可利用地下的根莖得到相同的效果。

塗抹上汁後，會覺得有些癢癢地，但若去抓，將使得患部惡化，故絕對不能抓。

●濕　疹

有三分之一到四分之一的皮膚病，皆屬於濕疹的毛病。有很多人認爲它屬於兒童疾病，其實不然，不論男女老幼，一年到頭都有可能發生，不過大部分人易於春、秋時罹患。

症狀是皮膚發紅、長顆粒、出現水泡，患部破裂糜爛、潮濕，最後結痂，結痂後會自然脫落，形成健康的皮膚，但它卻很難治癒，屬於相當麻煩的疾病。最討厭的一點就是會非常癢，一旦去抓就會使症狀更爲惡化，必須注意。

治療法是一天塗抹生汁數次在靡爛、潮濕的患部上，以抑制菌類的繁殖及發炎症狀。結痂後則塗抹橄欖油、食用油等無刺激性的油。

罹患濕疹後，發癢症狀會非常嚴重，一旦用手抓就會使症狀惡化，故絕不能用手去抓。治療法則不要只光塗抹生汁，而要將生的莖葉部切碎放入布袋中，丟進浴缸裡泡個澡。

我再重申一次，之所以會罹患濕疹是因為皮膚骯髒，有人泡澡時會拼命搓洗，但這樣反而造成反效果，使症狀更為嚴重。尤其是幼兒，更需多加注意。

●斑疹

碰觸漆樹、野漆樹、白果等植物及塗料、染料、燙髮液、化妝品、香料，各種外用藥；酸、鹼工業藥品、機械油等，都可能引起斑疹。

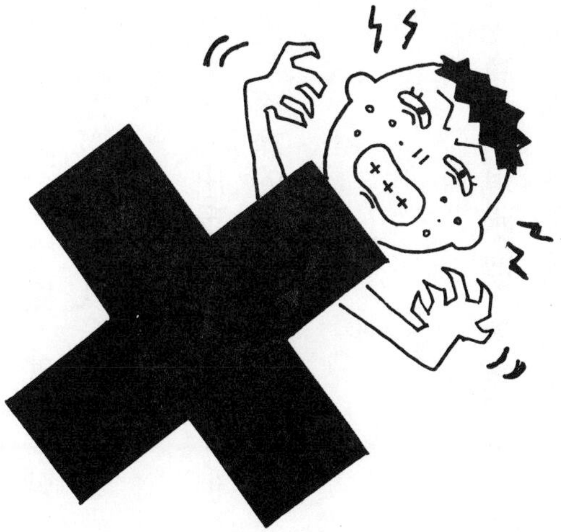

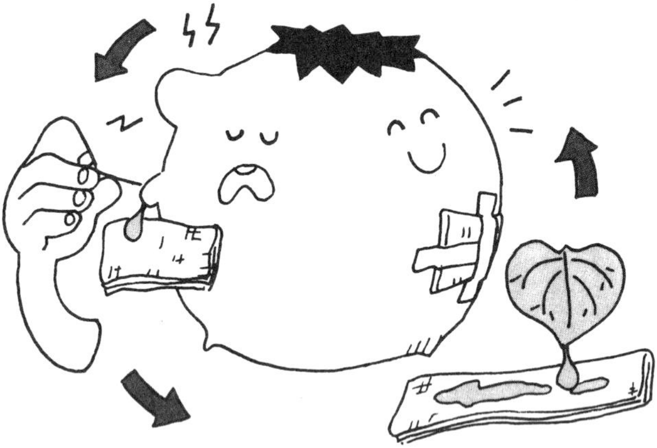

症狀與濕疹類似，接觸到有害物質部位的皮膚會紅腫，出現顆粒和水泡，然後糜爛、結痂，並會發癢、刺痛。症狀嚴重時會遍及全身。

總之，與濕疹情況不同之處，就是清楚造成斑疹原因的有害物質，所以一定要避免這些藥品，化妝品等。

要塗抹蕺菜生汁於出現症狀的部位，但可能暫時使發癢、疼痛的程度增強，一定要忍耐而不去抓。

●膿 疱

剛開始時皮膚會出現水泡，然後破裂，使症狀擴散開來，水泡破裂後會糜爛，最後結痂，痂會自然脫落而痊癒，但另一方面，又會陸續形成新的水泡。

這時便輪到蕺菜生汁登場。用消毒過的針將水泡刺破、擠出水分後，再用脫脂棉擦拭，然後塗抹蕺菜生汁。

水泡的水一旦碰觸到其他部分，便會使症狀擴散開來，一定要充分注意。

●磨破腳

相信大家都有穿新鞋磨破腳而疼痛的經驗吧！

塗抹蕺菜生汁，待傷口乾了之後，再塗抹無刺激性的橄欖油。症狀嚴重時，用鋁箔紙或報紙包住蕺菜生葉，以火烤燜或燜燒，軟了之後鋪在布上並包住傷口。

與磨破腳有相同症狀的，就是腋下和股間等皮膚摩擦的部份會形成濕疹。如嬰兒與肥胖的人經常出現的大腿擦破，便是這種症狀。大腿擦破塗抹蕺菜生汁也有效。

●刮　傷

相信大部分男性都有使用刮鬍刀刮傷的經驗吧！長鬍鬚的部分皮膚會發紅、變厚、變硬。這部分毛細孔一一化膿，形成黃色的顆粒，最後結痂，會感覺疼痛而非常不舒服。

化膿菌進入毛細孔或缺乏維他命B、罹患糖尿病時，更易形成這種症狀，在刮鬍子時勉強刮掉硬鬍子或使用不利的刀都是原因，當然也不能倒刮。

塗抹幾次蕺菜生汁，讓瘡疤自然去除。塗抹後暫時會覺得很癢，但絕對不要去抓或勉強拔掉瘡疤，更不可使用刮鬍刀，若有鬍子時，就用剪刀或以電動刮鬍刀輕輕刮除。

●外傷、蚊蟲叮咬

被刀子割傷、跌倒擦傷、踩到玻璃碎片、被刺刺到……。

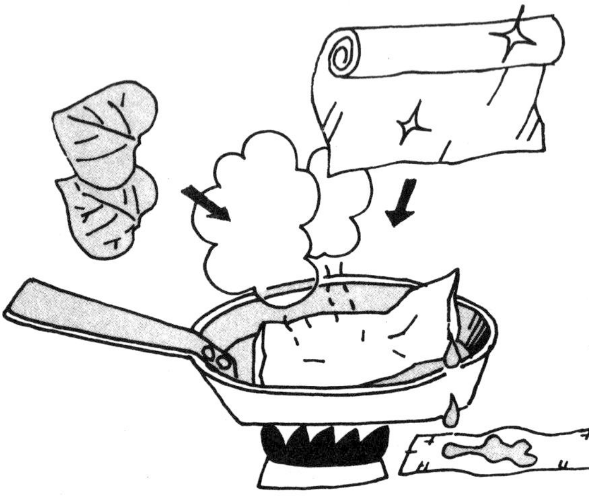

用鋁箔紙包住燜燒

總之，日常生活中經常會受傷，可塗抹蕺菜生葉於其上。蕺菜中不含丹寧，但葉中含葉綠素，具許多抗菌性成分，能防止傷口化膿並止血。

●香港脚

香港腳分為潮濕型與乾燥型二種。

潮濕型最初時趾縫會脫皮、發紅、泡脹，接著腳趾內側形成水泡，非常地癢。一旦水泡破裂，就會潮濕、糜爛、脫皮，當化膿菌附著時，就會形成混合感染與嚴重的腫脹、疼痛現象，甚至連淋巴腺都會腫脹。這時會非常地痛，必須跛著腳走路，這就是一般所說的香港腳。

另一方面，乾燥型主要是腳趾甲受到侵襲，趾甲會好似腐竹般脆弱、脫落。這是黴菌所造成的香港腳，不會潮濕，患部皮會增厚、變紅，然後脫皮。

香港腳很少出現在手上。不過在「斑疹」項目中曾談及過，香港手幾乎都是一種斑疹的現象，因而要加以治療。

蕺菜的癸酰乙醛對白癬菌與化膿菌具強力的抗菌性。因此，不論是潮濕型或乾燥型，塗抹生汁都非常有效。

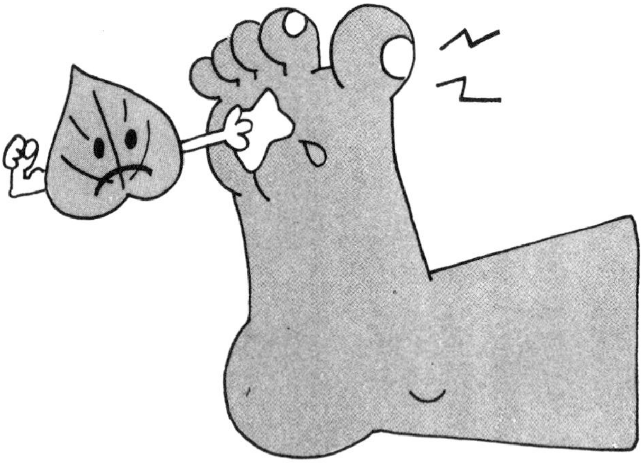

市面上所販售香港腳治療藥的種類非常多。但當患部化膿或潮濕時，使用市售的香港腳藥反而會使症狀惡化，或引起嚴重的斑疹現象。也就是說，症狀嚴重時勿使用香港腳藥。

但蕺菜不需擔心這些問題，大可安心地塗抹生汁。

先用手試溫度，在感覺熱的水中加入醋，將腳浸泡其間二〇～三〇分鐘，待皮膚泡脹後撕掉薄皮，再塗抹生汁特別有效。

直接治療就能抑制發癢症狀，但即使不再脫皮，也並非完全治好。在發癢症狀消失後，會覺得已完全治好，但事實並非如此。

香港腳的麻煩之處就在於此。外觀看來似乎已完全治好，但菌仍潛藏其中，因此會

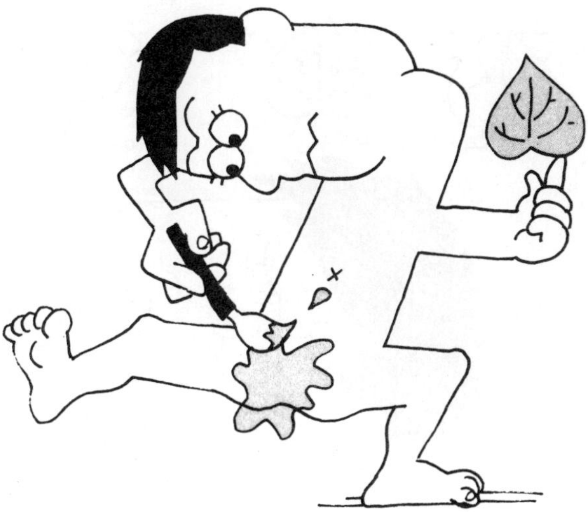

再發好幾次，引起再感染。

若覺得完全治好或已經治好時，仍然要持續治療。即使沒有自覺症狀，或不會出現症狀的冬天，也不能掉以輕心，必須持續塗抹蕺菜生汁才是明智之舉。

●頑癬

頑癬和香港腳一樣，是因黴菌、白癬菌寄生所引起，名稱依形成部位不同而有異，出現在手腳的稱爲香港腳，出現在身體的則稱爲頑癬。

代表性的頑癬爲小水疱癬與腹股溝癬。

小水疱癬以女性與小孩較多見。最初皮膚會出現小的紅色斑點，沿著邊緣而形成小水疱，然後開始脫皮。斑點逐漸朝周圍擴散

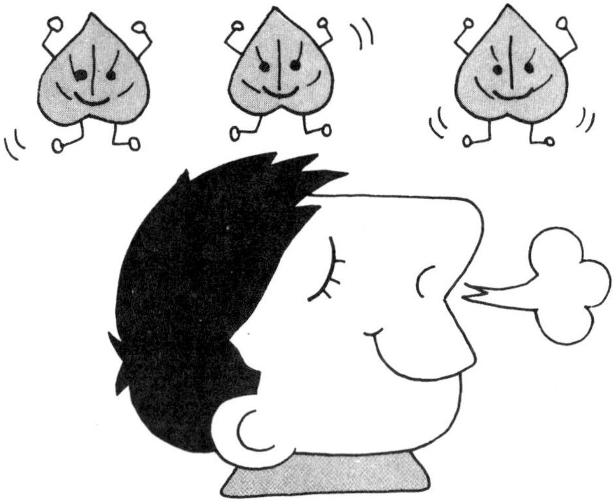

成圓圈形，而後出現二、三個圓圈，幾個圓圈附著一起，形成不規則的形狀。在身體各處都可能出現，有些則是罹患香港手的手抓身體，結果出現了小水疱癬。

腹股溝癬則是成人男性陰部及內股、臀部較多見，而其他部分，尤其女性、兒童也可能會出現。患部會發紅，形成稍厚如堤防狀的圓圈，出現點點化膿現象的皮會脫落，而圓圈中心亦會凹陷，皮膚乾燥、呈褐色，圓圈逐漸朝周圍擴散。

不論小水疱癬或腹股溝癬，都會令你非常地癢，尤其腹股溝癬更癢，一旦用手去抓，患部將更爲擴大，容易化膿。

與香港腳同樣非常麻煩的疾病，想完全治癒需花較長時間，必須很有耐心地持續塗抹蕺菜生汁。不要因沒有自覺症狀便停止治療。

●頭癬

這是由於白癬症寄生而產生的疾病。頭部會出現如硬幣般大的圓形斑並逐漸擴大，皮陸續脫落，看起來好像白色的一樣，這個部分的毛髮也會斷裂、脫落而逐漸稀疏。此外，若拉扯毛髮會立刻斷掉，通常不痛不癢，是男孩較多見的疾病。

將蕺菜生汁塗抹在底肌上，需塗抹數次。

●鼻蓄膿症

我們臉部的骨骼中（上顎骨、眼間、額頭等的骨中）有含有空氣的腔，稱爲副鼻腔。當副鼻腔發炎、積存膿時，就是鼻蓄膿症。

鼻蓄膿症分爲急性與慢性兩種。

急性鼻蓄膿症會與一般感冒同時出現，或於感冒後出現。大量流出帶有顏色的鼻水，然後逐漸變成膿性的鼻涕、鼻塞、眼下、眼間、額頭會腫脹、發燙、疼痛。

若急性鼻蓄膿症未完全治好而反覆再發的話，就會轉爲慢性鼻蓄膿症。

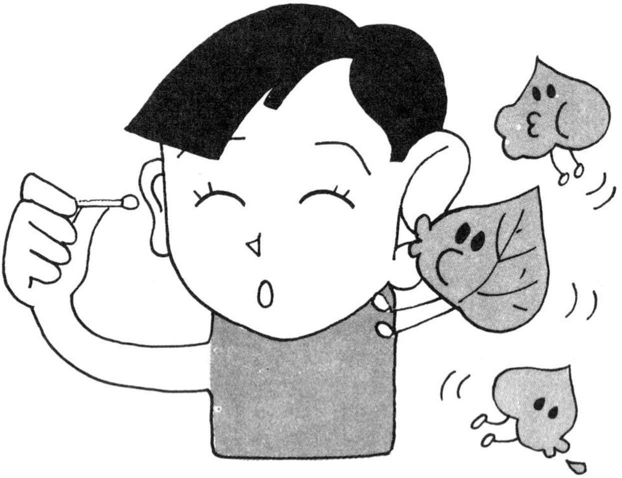

成為慢性鼻蓄膿症後，副鼻腔中隨時會有膿汁積存。雖不會出現如急性般的激烈症狀，但會不斷有頭重、不快感、鼻子不通暢，一天可能要擤十、二十次鼻涕，且會流出很多膿的鼻涕，甚至會流到喉嚨，有時鼻子會非常臭，聞不出任何氣味，注意力也不集中，也可能因鼻蓄膿的原因而引起喉嚨、眼、耳等處的疾病。

引起這些不快的原因，全都是因膿汁積存所引起。而蕺菜的成分癸酰乙醛能吸除膿汁，使鼻子清爽，減輕症狀、發揮其威力。

將二片蕺菜生葉重疊，充分揉搓到變軟、出現汁為止，深深地塞入一邊的鼻孔中，擱置三十分鐘後再取出，然後再擤鼻涕。

然後按照相同作法，將蕺菜生葉塞入另一邊鼻孔中，進行同樣的治療。一天三次反覆進行，過二～三週後膿汁會排出，鼻子通暢，若重的不快感也會消失，變得非常清爽。即使不是鼻蓄膿症，對於慢性鼻炎也很有效。

但其效果只是暫時性，若想完全治好，仍然必須用漢法（方）的內服法才有效。

●中耳炎

中耳炎分為急性與慢性。

急性中耳炎是因感冒的原因所引起。耳朵深處像被針刺似地疼痛，也會發燒。此外，耳朵的聽力會變得不好，或有耳鳴的現象。

無論是急性或慢性，對自己或周圍的人而言，耳液溢都會令人感到不快。而蕺菜生汁能吸除耳液溢，具抑制發炎症狀的效果。

使用方法為先用棉花棒將膿擦去，然後充分揉搓用水洗淨的蕺菜生葉以產生生汁，再用棉花棒吸生汁插入耳內，一天進行一～二次。

此外，外耳出現腫疱的外耳炎，或形成濕疹的外耳濕疹炎等外耳的疾病，可使用這個方法，與中耳炎一併治療。

不過，因這是接近腦附近的疾病，故僅限於症狀輕微時才可進行這種治療，嚴重時一定要到耳鼻喉科就診。

●其　他

蕺菜生汁對燙傷、痱子、痔瘡等都有效。
揉搓生菜貼於患部，或貼燜燒過的葉子、塗抹生汁都有效，值得一試。

生葉的燜燒療法

用報紙或鋁箔紙包住生葉，以小火燜燒，可使用舊的煎鍋或鍋子。燜燒二～三分鐘使其柔軟，然後充分揉搓，配合腫疱的大小貼於患部，用絆創膏固定。若無法燜燒時，則可揉搓生葉，直接貼於患部。

貼上後會產生刺痛感，然後出現很多小洞並排膿。因其爲自然排膿，故不會感覺疼痛。在膿出現之前，每天要更換二、三次，待開口後會排出膿，可用手擠壓，再塗抹蕺菜生汁。

此外，要治療痔瘡（脫肛）時，將三十～四十公克的蕺菜莖葉部用三～四公升的水煎煮二十分鐘，再將煎汁倒入臉盆中，待汁液冷卻至不會燙傷的程度時，再進行盆浴。這個方法自古以來就開始進行，每天持續就有效力。

蕺菜軟膏

雖說是軟膏，但並非特別之物。將生葉剁碎、洗淨放入研缽中研碎即可。

將蕺菜軟膏塗抹於布上，然後貼於患部固定，一天更換一～二次。待排膿後塗抹蕺菜生汁，能促進組織再生。

排膿前，每天可喝半杯蕺菜生汁，或煎

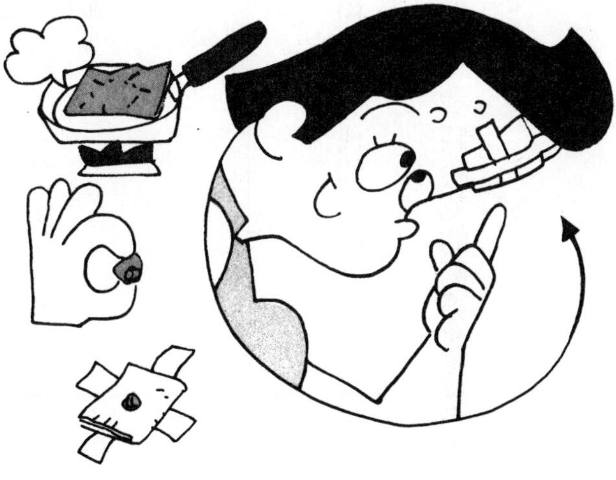

煮十～二十公克乾燥蕺菜，盡可能將汁煎煮濃些。如此一來，便可迅速治癒。

春天到秋天時，可利用新鮮的生葉或莖，冬天時，地上的部分則會枯萎，可利用地中的根莖。可挖掘蕺菜的群生處，挖出地中的白色根莖，充分洗淨，去除泥和灰塵，剁碎、搗碎後鋪在布或紗布上，貼於腫疱患部。

可代替蕺菜軟膏吸除膿。

江戶時代的蕺菜療法

爲各位叙述一下古人如何觀察蕺菜的效能，提出江戶時代的文獻供各位作爲參考。

……揉碎蕺菜莖貼於腫疱患部。冬天無葉時，取根，或將陰乾的蕺菜煎煮後，利用熱汁燜腫疱，不過，乾燥蕺菜不具殺菌、消毒的力量。

……將蕺菜搗碎貼於癰患部。

……蕺菜搗碎貼於疔患部。

從以上的例子，就可發現到使用方法與現代相同，令人驚訝！

可在家庭中進行的蕺菜泡澡法

以治療爲目的藥湯用生葉較爲有效

最近，一些健康沐浴劑或以化學方式加以合成各地溫泉成分的製品大受歡迎。以往端午節時要洗菖蒲澡、冬至洗柚子澡，至今仍受人歡迎，現在藥湯在家庭中爲一簡便的泡澡健康法，深受喜愛。

大家所能想到普通的藥湯，大都是可使身體溫熱的補溫性藥湯，但使用桃葉的桃葉澡能對痱子產生療效，可抑制皮膚的發炎症狀，故可算消炎性的藥湯。蕺菜的莖和葉可當成沐浴劑使用，對痱子也有效，因此可多利用蕺菜澡。

使用蕺菜的藥湯，自古以來便廣泛加以利用。全國各地所進行的民間療法中，例如岡山縣有所謂的丑湯，就是在夏季土用的丑日，將幾種藥草放入浴缸中泡澡。而其北部中國山地的苫田附近，則將艾草、蕺菜等近百種藥草放入浴缸中泡澡。事實上，不需使用一百種，只使用適量蕺菜泡澡也不錯。

溶解出蕺菜有效成分的藥湯對痱子有效。

一般而言，藥湯是使用乾燥的蕺菜，不過，如果爲了特別目的，例如要治療皮膚病或斑疹時，就不要使用乾燥蕺菜，而是用生的莖葉部較有效。

將大量生的莖葉部剁碎放入布袋中，丟進浴缸裡泡澡。若布袋太大會不好使用，其大小以如手帕對折的程度爲宜。在浴缸中揉搓袋子，待釋出有效成分後再使用。

若是要使用熱水時，那麼放入冷水中煮過後再使用，如果熱水直接從水龍頭流出時，則可掛在水龍頭下方。其他方法則是以

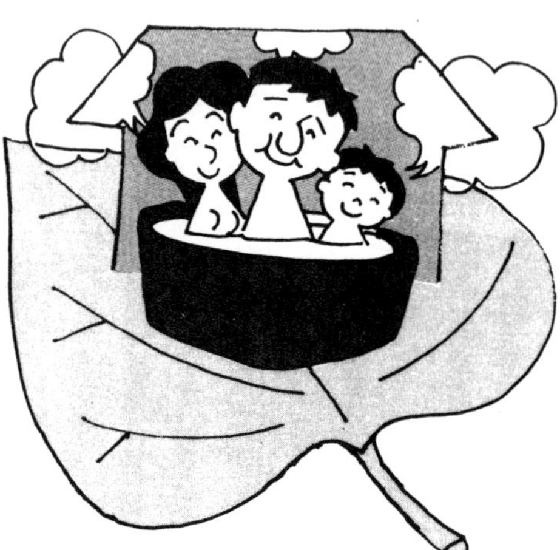

藥 草 浴

蕺菜泡澡法

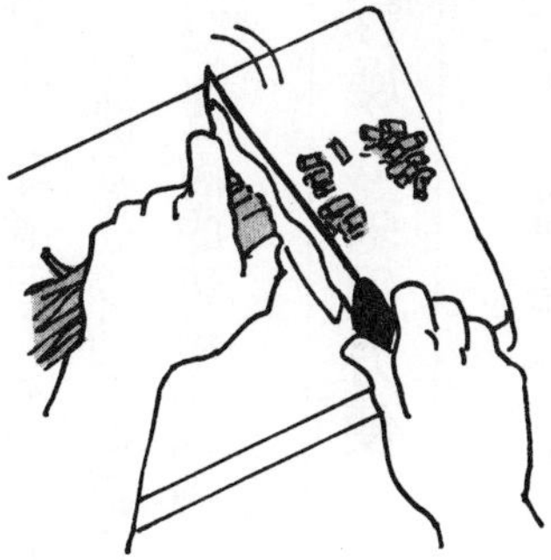

①將生的莖葉部切成適當大小。

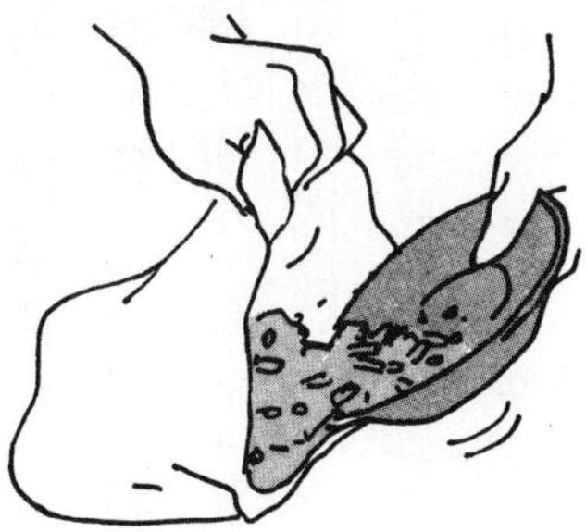

②準備如手帕對折大小般的布袋，將蕺菜葉放入其中。

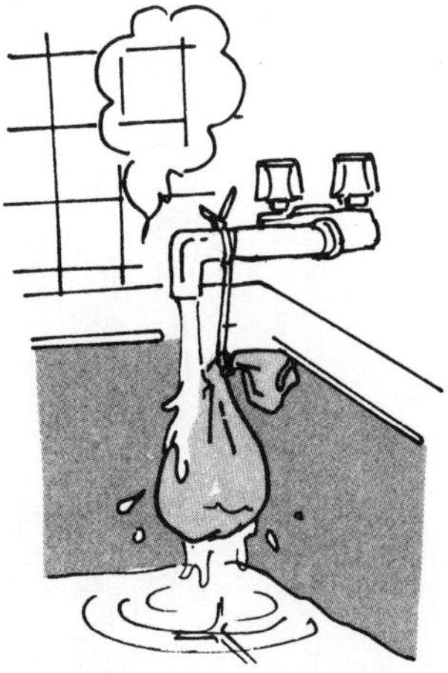

③若直接經由水龍頭放熱水，則將袋子掛在水龍頭出水口。

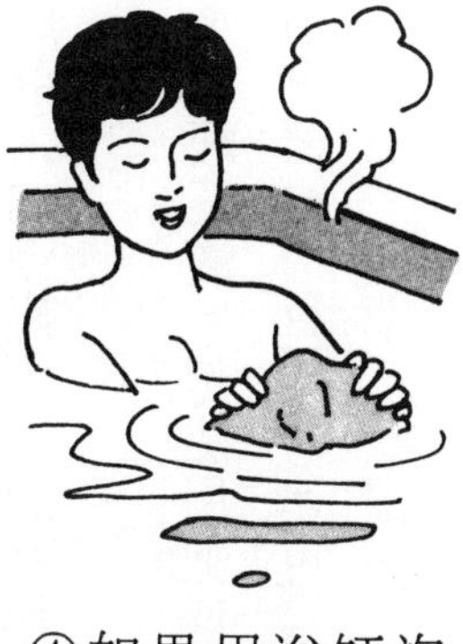

④如果用浴缸泡澡，可在浴缸中充分揉搓袋子，揉出有效成分來使用。

鍋將莖、葉煮三十分鐘，將得到的汁液倒入浴缸中，也能產生相同效果。

先前敘述以前要治療痱子是使用桃葉澡，但使用蕺菜澡也能獲得同樣的效用，同時對皮膚的斑疹、糜爛、濕疹、痔瘡和陰部的止癢等也有效。

乾燥蕺菜很方便

冬天時無法取得生的莖葉部，故可利用夏天大量採取之後乾燥、保存再使用。生葉具蕺菜特有的強烈氣味，若討厭這個氣味者，就可使用乾燥蕺菜。

準備好如手帕對折般大小的棉布袋，將乾燥蕺菜塞入，紮緊袋口，放進洗臉盆中再倒入滾水。擱置一會兒之後，會形成蕺菜的滲出液，將滲出液和袋子一起放入適溫的水中泡澡。

泡澡時將袋子掛在浴缸中，依然能產生蕺菜液。勿使用肥皂，待於浴缸中清洗身體後，肌膚會非常光滑，身體溫熱、不會著涼，且能得到舒適的睡眠。

●第5章●

乾燥蔬菜相輔相成的效果

乾燥菜對便秘有效！

在第二章已為各位介紹過蕺菜的採取、乾燥法，在此不再重複。

以往乾燥蕺菜被視為「驅毒的妙藥」，辦法是將夏季土用的丑日採得的蕺菜陰乾後煎煮服用，能去除嬰兒的胎毒，用土瓶煎煮後當成奶飲用，千葉、埼玉縣、福井、兵庫、愛媛縣等許多地方皆流傳此法。

這兒所說的「驅毒」，是指緩泄與利尿作用，也就是說，能使排便、排尿順暢，令體內老廢物迅速排出體外。

蕺菜乾燥後，其特殊的臭氣成分（癸酰乙醛）會分解、流失，因此不再具殺菌作用。但莖葉部、花穗、果穗具緩瀉、利尿作用的成分，即使乾燥後依然殘留，故仍具驅毒的作用。

葉和莖中所含的槲皮苷，花穗、果穗中含的異槲皮苷等黃酮系列（黃色植物色素的基礎物質）成分，以及礦物質、鉀鹽等的含量豐富。一九四二年時，得知蕺菜利尿的有效成分，除了槲皮苷外，也與鉀鹽的利尿作用有關。

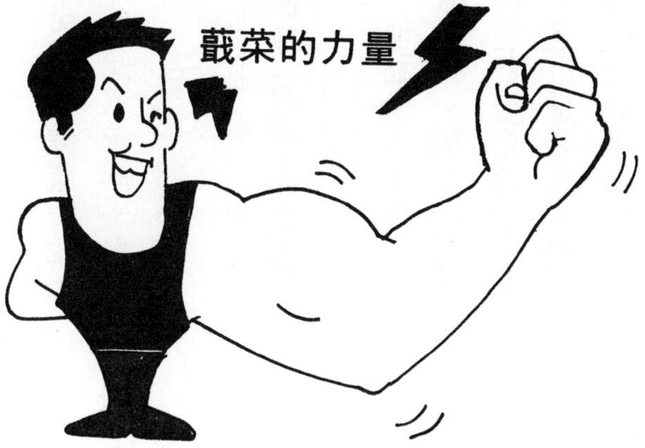

此外，花穗、果穗中含的異檞皮苷，具類似檞皮苷的化學構造，和檞皮苷同樣具良好的緩瀉、利尿作用。因此內服蕺菜時，不只是葉和莖，與花穗、果穗一起食用，能產生相輔相成的效果。

此外，自古以來廣受民間愛用的蕺菜，在一九六一年正式認可爲醫藥品。同年，『日本藥局方』將蕺菜當成醫藥品收錄其中。現在藥局、藥店則以「十藥」或「重藥」之名販售，開花期時只採摘地上部分，待乾燥後再使用。

快便是健康的證明

經常聽人說「快食快眠是健康的證明」

，此外，要再加上「快便」才好。我們每天都會積存壓力，可說已具備成爲便秘的條件。

便秘與健康時相比，排便次數，量都較少，因此或多或少會產生不快感。有時二～三天，甚至一週只排便一次。

便秘是萬病之源

便秘令人不愉快，不僅如此，還會引起各種毛病。女性比男性更常便秘，可能是因懷孕體質變化而造成，除此之外，壓力和運動不足也是原因。總之，我國女性十人中有四人、將近半數都有便秘的煩惱。

便秘相當普遍，因此有人認爲「吃太多

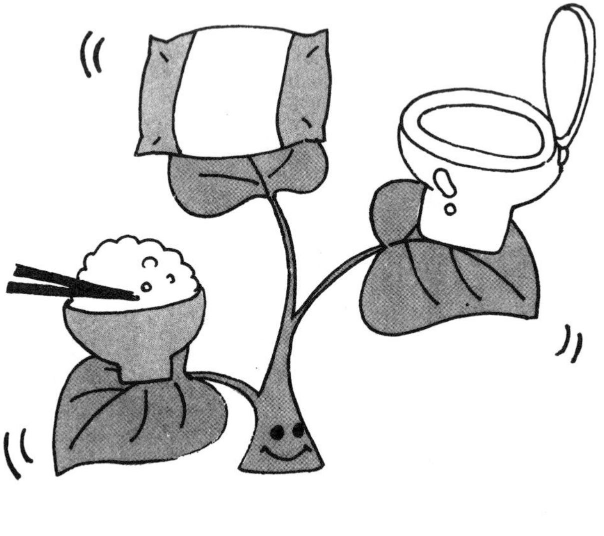

就會便秘……」，故對便秘等閒視之。但便秘屬一種腸的疾病，並非吃的過多所能比擬，爲一種有害的疾病，就像「感冒爲萬病之源」一樣，便秘也屬萬病之源，這一點各位一定要了解。

一旦便秘時，腸內有害的老廢物會積存，一旦被體內吸收就引起各種毛病，頭重、頭昏眼花，頸部、肩膀痠痛，腰重，缺乏食慾、集中力等症狀會出現。

尤其女性會臉色不好，肌膚乾燥，長面皰、腫疱，對美容造成極大的影響。長時間持續時，會誘發膽結石症、黃疸、肝臟病、胰臟病、氣喘，容易罹患痔瘡。最可怕的是近年來國人飲食生活歐美化，缺乏食物纖維、排便不良，甚至容易導致直腸癌。

容易罹患便秘的人

我們所說的便秘，有時是暫時性的，比如出外旅行時二、三天不排便，這是常有之事，不能算是疾病。

便秘可能因各種原因引起，最糟的是原因不明的慢性便秘，也就是我們所說的長

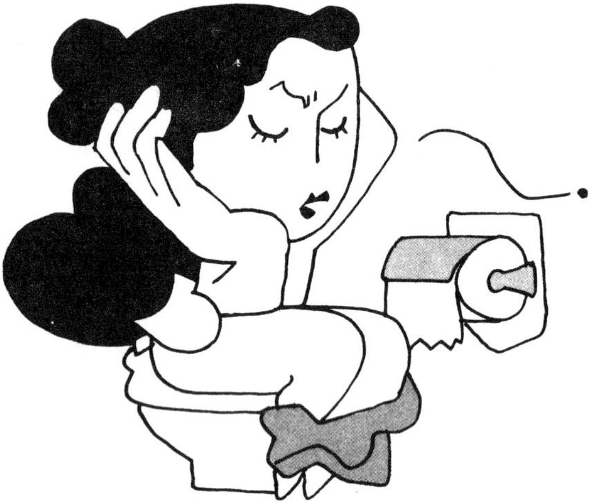

期便秘，多見於女性。

引起便秘的狀態，簡單來說，直腸原本是空的，當糞便積存到某種程度而阻塞腸時，會成爲一種刺激而產生便意。

這時如果因有事而無法去上廁所，尤其年輕女性會覺得難爲情而忍住便意，一旦習慣後反倒變得沒有便意。結果變得需等到直腸更加膨脹，才能產生便意，如此一來，便成爲習慣性便秘。

通常長期性便秘時，包括腸功能較弱引起的弛緩性便秘，以及腸功能過強引起的痙攣性（緊張性）便秘。

弛緩性便秘，必須刺激腸管來加以治癒，例如每天早上喝一杯溫熱的鹽水，就能促進排便，但攝取鹽分對患高血壓症者而言，並不適合；若是痙攣性便秘，則可能是因精神不安或過度疲勞、發冷所引起，所以一定要過著放鬆的生活。

便秘以肥胖體質者較多見，運動不足、吃的過多也是原因，故肥胖體質者要特別注意飲食生活上的細節。

此外，漢方認為若每天不能排便一次，就算便秘，以前伊澤凡人博士便認為一天排便三次最為理想。這就說明便秘對身體而言是一種毒，最理想的就是一天三餐所吃的殘渣，要盡可能當天排出。

血壓高者一旦罹患便秘，血壓就會上升。尤其老年人為了排出硬便而用力，使血壓更為上升，這並不是好現象。冬天上廁所時過於用力可能會昏倒，為了預防這種情形，務必使排便順暢。

對肝臟較弱者而言，便秘也是大敵。腸內的老廢物會被吸收而送達肝臟，若是健全的肝臟，便能發揮解毒作用，但若非健全的肝臟，只有一部分毒性物質被解毒，其他則進入血液中，在體內循環，造成全身的倦怠感增大。

近年來大腸癌患病率提高，就是因飲食生活歐美化，缺乏食物纖維、排便不良所造成的。

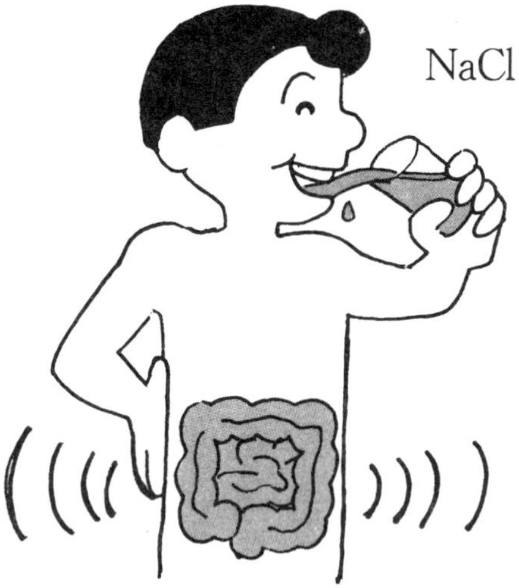

總之，便秘會成爲高血壓或腦中風、肝臟病等的誘因，也是痔瘡的元凶，所以不能等閒視之。

蕺菜與便秘

一般而言，一旦下痢時大家就會說「糟了」而慌張地服用止瀉藥，但下痢是因不好的食物進入體內，爲使其排出體外而產生的生物體反應，應排出的東西排出後，下痢現象自然停止。

因此，先前列舉的便秘是比下痢還糟糕的疾病，故對便秘不可等閒視之。

蕺菜對便秘的效果並不強，但對輕微的長期便秘症有效，經常使用蕺菜也無藥害，大可放心。每天煎煮乾燥蕺菜當茶喝，持續飲用，具溫和緩瀉作用，若是輕症便秘，快者一週至十天，慢者不滿一個月即能產生效果。

重症便秘光用蕺菜無效，這時，要再加上具緩泄作用的決明子、車前草等，與蕺菜量相同，一起混合使用更有效。

要治療便秘，當然不能光使用蕺菜，必須食用植物纖維豐富的食物，藉著適度運動讓壓力不會積存，改善日常生活也很重要。

總之，勿讓便秘愈形嚴重，要在症狀輕微時努力治癒。

莪菜煎藥的飲用法

①將10～20g（1日分的莪菜量）乾燥莪菜，放入300～500c.c.水中，用小火煮30分鐘（煮到剩半量爲止）。

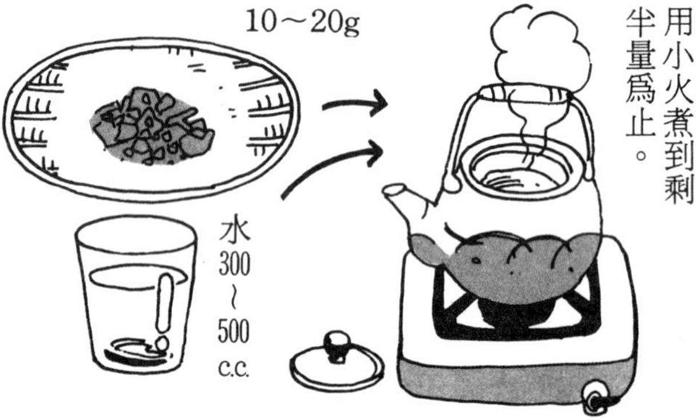
10～20g
水300～500c.c.
用小火煮到剩半量爲止。

②煎藥在三餐飯後溫熱飲用。

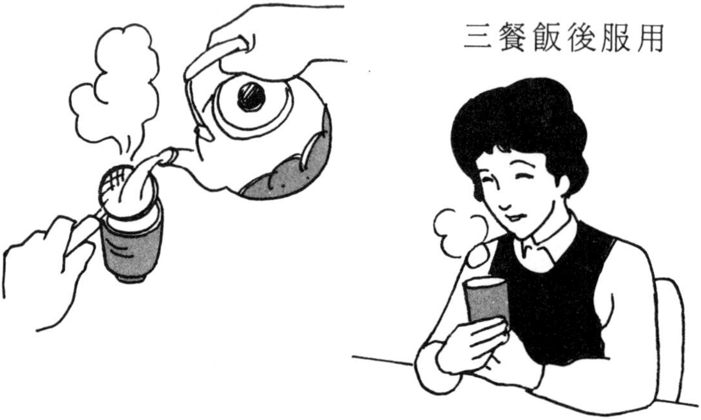
三餐飯後服用

對利尿障礙有效的乾燥蔬菜

去除浮腫的利尿作用

腎臟是形狀如蠶豆的臟器，背骨兩側的橫隔膜下方各有一個，大家也知道這是製造尿液之處。人類細胞活動形成的廢物，會溶解於尿中排出體外，此爲腎臟的第一作用。同時，身體所需物質除水分之外，尚含糖分、食鹽、礦物質、維他命等，一旦溶出於外，也需藉由腎臟加以吸收，且爲避免大量的尿排出體外或過度積存體內，也具調節作用。

健康體需排出適當的尿，使體內老廢物排出體外。但隨著年齡的增長，腎臟功能逐漸衰退，老廢物無法充分溶解至尿中，因此若不增加排尿次數，就無法將老廢物完全排除。

男性過了五十歲後，前列腺會肥大而壓迫尿道，使排尿不順暢，這當然具有個人差異，但過了六十歲以後，出現排尿障礙者很多，這是一種無可避免的老化現象。而飲用蕺菜即可大量排尿。

隨著年齡增長，心臟與腦的血管容易形盛血栓（血管內凝固的血塊），爲加以預防，必須多喝水。將蕺菜當茶來喝，不但具利尿作用，同時補充水分，產生一石二鳥的效果。此外，槲皮苷、異槲皮苷具鞏固毛細血管的作用，可預防動脈硬化。

觀賞藥草園時，會發現寫著藥草效能的標籤上貼有利尿作用的藥草很多。藥草的根深植於土中，吸收土壤中的礦物質而生長。肥料是利用氮、磷及含有礦物質（鉀）的成分，不只是藥草，許多植物都含鉀的成分，因此古人都知道要利用藥草。

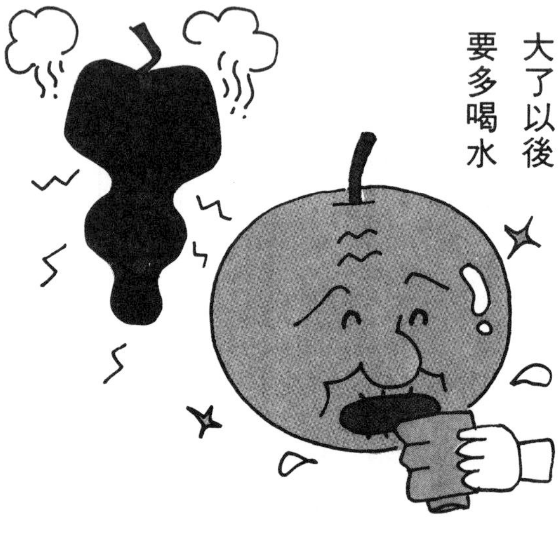

這兒所說的利尿，就是排尿順暢之意。以往大家都知道南蠻毛、玉米的花柱、紫蘇科的夏枯草具利尿作用。

蕺菜和其他藥草的不同點，就是它不僅含有鉀，且包含先前所列舉的槲皮苷、異槲皮苷等，除輕微緩瀉作用外，也具強烈的利尿作用。

鉀鹽亦具利尿作用，與黃酮系列的成分相輔相成，更能提高利尿效果。

腎臟疾病的代表爲腎炎（正確的說法爲腎小球腎炎）。

罹患腎炎時，最初尿量會減少，同時尿中出現蛋白與紅血球，尿量減少的狀態持續一段期間後，便會產生浮腫現象。

尿中有蛋白流出時，會使血液中的蛋白

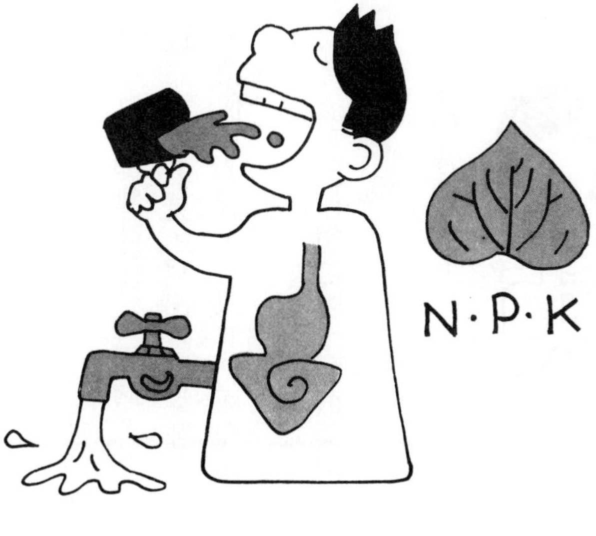

減少，形成稀薄的血液，這時便不具吸收水的力量，流到血管外的水無法再吸收回去，因此，水容易流失到血管外，血管外一旦有水積存，便會引起浮腫。不僅是腎炎，腎變病或妊娠腎也可能出現浮腫。

以往使用的南蠻毛、夏枯草含許多鉀，據說是腎臟病的特效藥。但包括蕺菜在內的藥草雖具利尿作用，能排除積存於體內的多餘水分，卻無法治好腎臟病。

腎臟病分爲急性腎炎與慢性腎炎，急性腎炎以兒童較多見，會出現臉浮腫等症狀，而妊娠腎也會出現浮腫等症狀。若經常煎煮蕺菜使用的話，可以其利尿作用消除浮腫，間接對腎臟病造成好的影響。

新藥與藥草不同，具強力的利尿作用，長期服用恐有副作用之虞，而蕺菜則毋須擔心這些問題，大可安心使用。

基於以上種種理由，想利用蕺菜治療過敏疾病，急性腎炎並不可能，此外，蕺菜也無法治好慢性腎炎。欲治療腎臟病，還是依症的不同，使用大柴胡湯等漢方藥較好，這一點各位都必須了解。

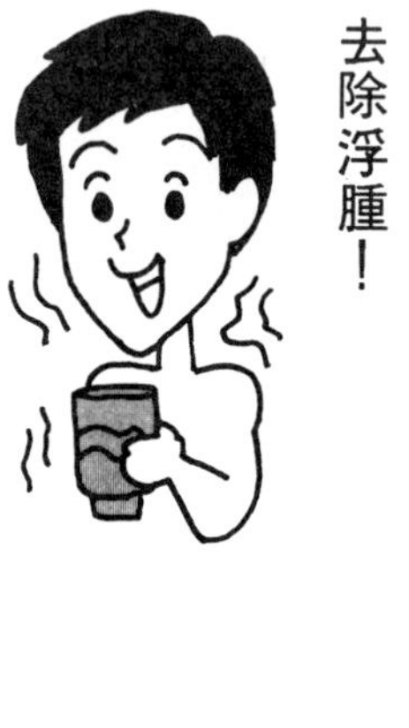

預防動脈硬化的乾燥蕺菜

不可輕視的動脈硬化

人類血管原本就非常堅固，即使血壓稍高，只要血管本身健康，就不會輕易破裂。

動脈硬化是只有人類才會出現的疾病，在動物的世界中，並無自然發生的動脈硬化，不但類人猿沒有，大象、河馬等動物也未曾出現動脈硬化。只有人類才會出現這種疾病，一言以蔽之，就像是橡皮管老舊的現象一樣。剛開始爲柔軟的，然後逐漸失去彈性、變硬，形成龜裂……血管也會出現相同的現象，這便是不可避免的老化現象。

血管本身是藉由流經血管的血液養分及氧而生存，血管一旦老化，血液中的膽固醇會附著於血管壁而積存下來，血管壁遭到破壞，使石灰沈著、纖維質增加，這

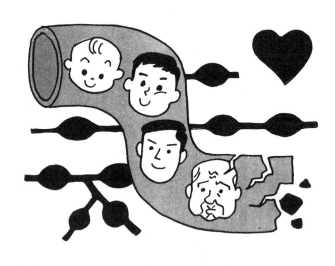

就是動脈硬化。一旦發生動脈硬化後，血管就容易斷裂、阻塞。

最可怕的就是在腦動脈與冠狀動脈所引起的動脈硬化，爲腦溢血、腦血栓、狹心症、心肌梗塞等疾病的原因，與死亡有密切的關係。

隨著年齡的增長，出現動脈硬化是一種自然現象，一九四五年之前，便一直認爲這是一種無法治療或預防的疾病。

戰後這種想法逐漸改變，隨著人類壽命的延長，因動脈硬化性疾病而死亡的例子增加，是想法改變的一大原因。

也就是說，我國現在三大死亡原因——腦中風、癌症、心臟病中，其中的腦中風、心臟病皆爲動脈硬化所造成，和癌症同樣是會危及人類生命的疾病，這一點可在統計數字上明顯看出。

昔日在我國，結核和肺炎是可能導致國家滅亡的二大疾病。

但現在動脈硬化與癌症，卻威脅人類的生命，因此，我們還是必須預防動脈硬化。

鞏固毛細血管的蕺菜

血管之所以破裂，幾乎都是毛細血管斷裂所引起。通常一根毛細血管斷裂，並不會對生命造成影響，但因國人較常出現腦溢血，故必須注意，因爲僅只是一根細小的血管也可能致命。在預防方面，平常就必須注意血壓保持較低，同時鞏固毛細血管。

行道樹和寺廟庭院中所見的槐樹花苞含芸香苷物質。芸香苷爲植物成分，幾乎所有植物都有，但槐樹花苞中的含量最多。芸香苷具強化脆弱的毛細血管的作用，與蕺菜中所含槲皮苷、異槲皮苷皆爲黃酮系列的成分，都具強化毛細血管的作用。

若經常將蕺菜當茶喝，就能使脆弱的毛細血管恢復彈性，不易破裂。日常生活中能多攝取維他命C更好，所以一定要吃富含維他命C的蔬菜、水果。

此外，鹽分攝取過多亦是動脈硬化的原因之一。而蕺菜中所含的鉀鹽，在排出尿的同時，也能排出鹽分（鈉），也就是說，可從內側防止鹽分攝取過多。迎接高齡化社會的到來，鹽分攝取過多便成為一大問題，因此，經常使用蕺菜，就能達到預防動脈硬化的雙重效果。

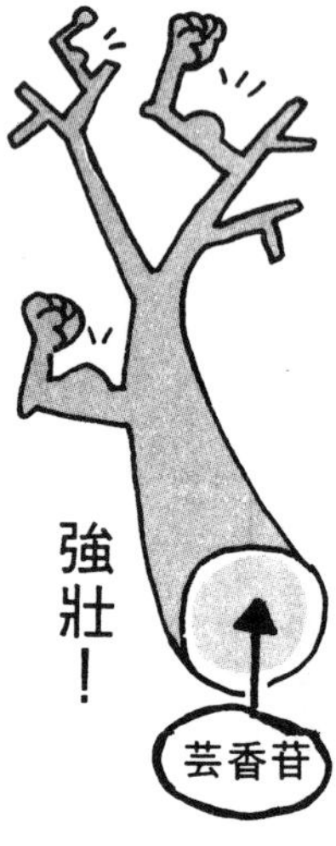

●第6章●

蔬菜的意外利用法

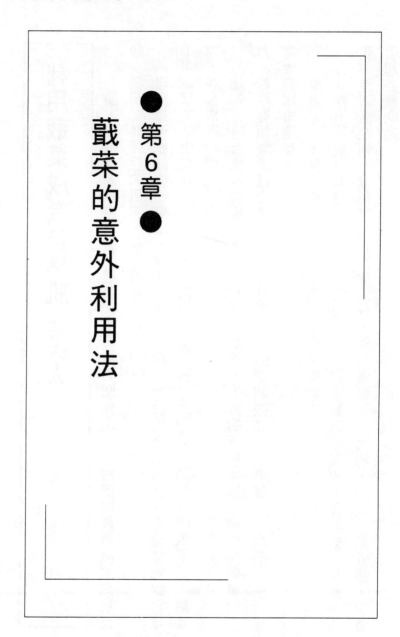

利用蕺菜成為自然肌膚美人

不論古今中外，肌膚美麗都是美人所具備的條件之一。相信紋理細緻、血色良好、滋潤、具彈性的肌膚，是所有女性的願望。

想保持美麗健康的肌膚，規律正常的生活、營養均衡的飲食、充足的睡眠等是不可或缺的。但想在現實生活中保持這些條件非常困難。熬夜或睡眠不足、偏食等，將會損害我們的肌膚。

此外，肌膚也可說是反應精神狀態的鏡子，平常的情緒會敏感地影響肌膚的張力。若沒有煩惱或擔心之事，擁有悠閒的生活固然很好，但事實上，我們的生活經常會有壓力積存。

原因之一，就是胃腸障礙或便秘導致肌膚乾燥。

女性不可或缺的化妝品，是由各種化學物質所製造出來的，含色素、香料、油脂、界面活性劑、殺菌劑等數百種成分，對肌膚而言是異物，因此一旦弄錯，便會引起各種問題。

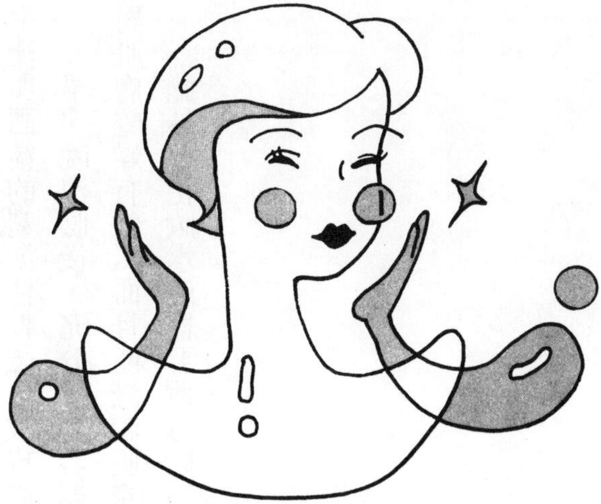

故許多女性有肌膚乾燥、無光澤、出現斑點或長面皰、腫疱、濕疹等的煩惱。

想保持美麗的肌膚，首先必須了解肌膚敵人的存在，同時不要怠忽正確的護理。

蕺菜化妝水

為了保持滋潤的肌膚，可以自己動手做蕺菜化妝水。

作法很簡單。

採摘六～七月生育期的生葉，浸泡在消毒用的酒精（市售品）中一～二週，時時搖晃瓶子。十～十五片葉子使用一〇〇CC消毒用酒精，剁碎之後放入其中。

現在的蕺菜化妝水使用三十五度或四十

二度的燒酒，有些則含橄欖油等，不過想抽出成分時，使用酒精爲佳。

若想使肌膚滋潤，可與絲瓜水同樣加入二〇CC的甘油，不失爲一種方法。因生汁與酒精的刺激性較強，故皮膚較爲敏感者，要先測試一、二次後再使用。

早、晚洗臉後，充分搖晃容器，再將化妝水攤於手掌上，拍打整個臉部，不但對肌膚乾燥有效，而且能滋潤肌膚。

此外，化妝水容器要置於陰暗中保存。

蕺菜化妝水的作法

準備的東西

- 10～15片蕺菜生葉
- 消毒用酒精100c.c.
- 密封瓶

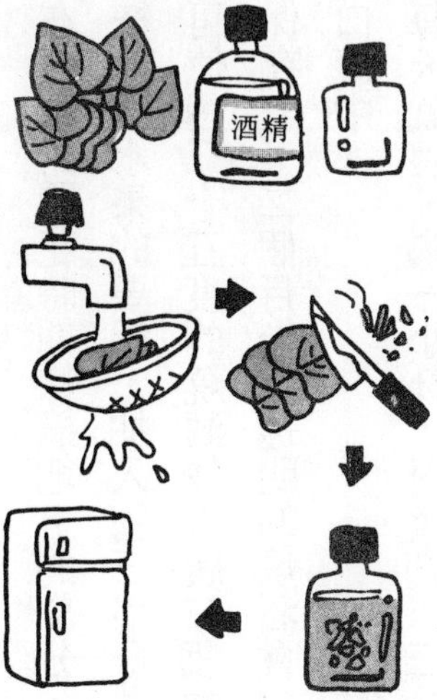

①將生葉用水洗淨後，用布擦掉水氣。
②葉子略切，放在裝有消毒用酒精的瓶內，密封保存。
③放入冰箱，保存1～2週。

重點

在這期間要時時搖晃瓶子。

蕺菜化妝水的使用法

早晚臉洗後，充分搖晃裝有化妝水的容器，將適量化妝水倒在手掌上，再拍打整個臉部。

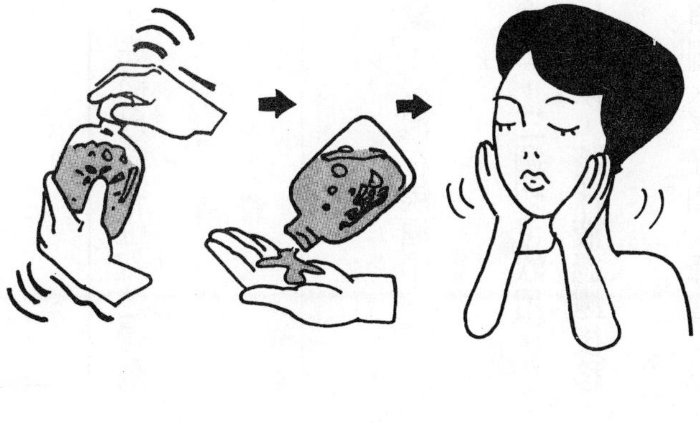

其他利用法

最近掀起蕺菜旋風，使用了一些以往從未想過的利用法。先前已為各位敘述過蕺菜的基本利用法，以下敘述蕺菜酒及汁的作法。

蕺菜酒

在蕺菜的開花時期採摘地上的部分，充分洗淨、去除水氣，浸泡在燒酒中。按照做水果的要領，加入約三倍蕺菜分量的燒酒。可使用三十五度的燒酒放入廣口瓶中，密閉後置於陰暗處二～三週即可飲用。保存一～二個月後，透明的燒酒會開始混濁。這時可取出蕺菜，將汁液過濾後移至細口瓶中。

每天就寢前喝一小杯，兒童則以三分之一量為宜。可按照個人喜好加入蜂蜜，能喝酒的人，適量飲用也無妨。

蕺菜酒的作法

準備的東西

- 蕺菜的地上部用水洗淨，去除水氣。
- 使用蕺菜量 3 倍的燒酒（35度燒酒）。
- 密封瓶。

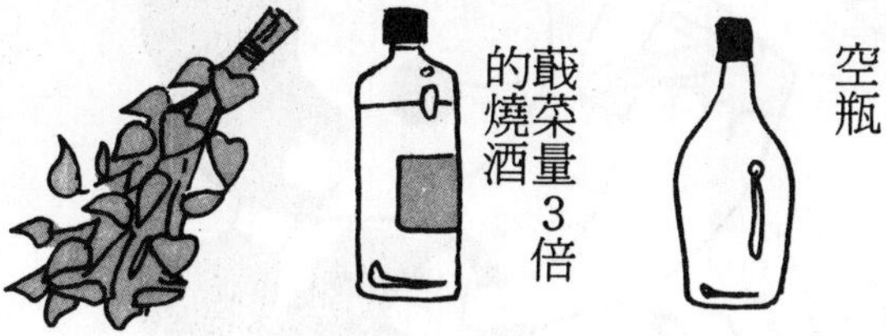

①將準備好的蕺菜略切。
②蕺菜放入裝有燒酒的瓶中密封。
③放置陰暗處，保存2～3週。

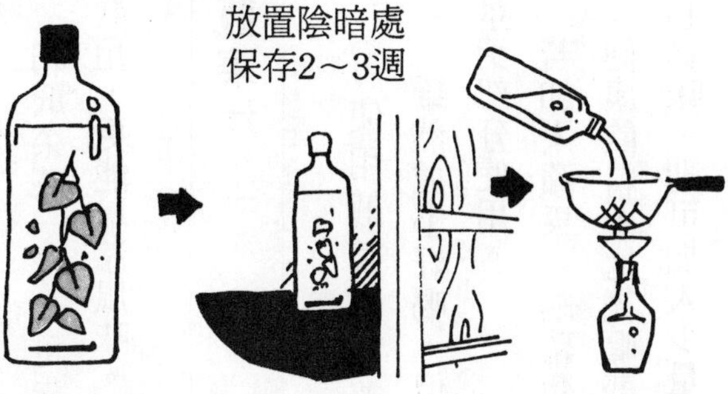

重點

放在陰暗處保存2～3週後，即可飲用，但若保存1～2個月時，透明的燒酒會開始變混濁。

這時撈出裡面的蕺菜，然後將液體過濾，移至別的瓶中保存。

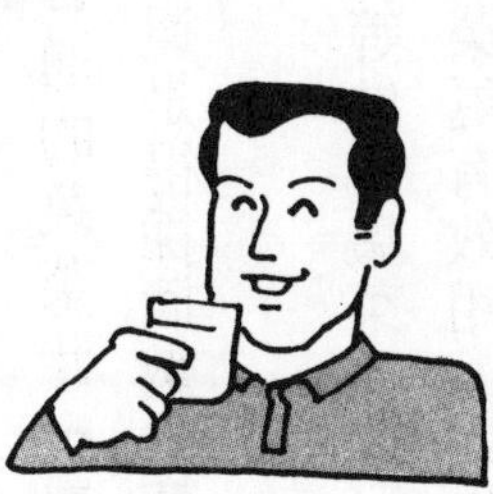

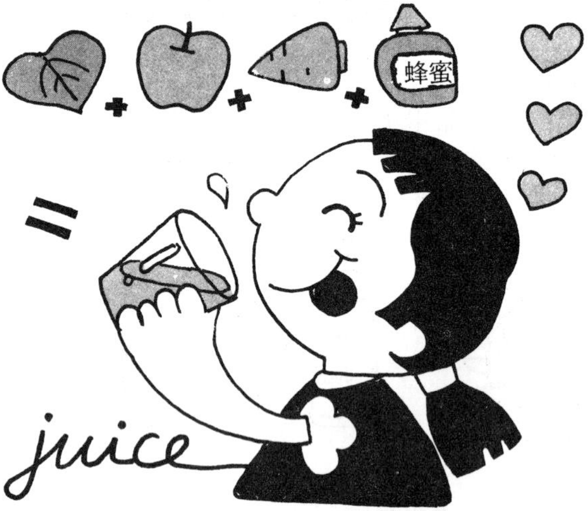

飯前飲用能增進食慾，睡前飲用對手腳冰冷症、低血壓症、貧血症、失眠症、消除疲勞等有效，而且也可當成化妝水使用。

和蕺菜茶一樣，可先做幾種野草酒混合著飲用，更能增添風味。

蕺菜汁

可使用蕺菜做成普通的蔬菜汁（青汁），雖然並不好喝，但還是得採摘嫩的蕺菜莖葉部分使用。

若加入蘋果、胡蘿蔔等做成果菜汁，可當成健康飲料，比光喝蕺菜更有效用。如果擔心臭味，則可加入少量蜂蜜或檸檬汁。

蕺菜粉末

採摘新鮮的地上部，充分洗淨後放置陰涼處風乾，使其自然乾燥，再放入果菜汁機中攪拌成粉末，做出鮮艷的綠色粉末。

雖不能產生什麼特別的效果，但可將二湯匙粉末放入茶中，或混入納豆中，花點工夫就可增加利用範圍。

容易保存，攜帶方便，旅行時也可隨身攜帶。

蕺菜料理事先的處理

最近食用野草成爲旋風，而且已有它固定之地位存在，但還有許多人對吃蕺菜有抵抗感。

因蕺菜具有它特別的臭味，不過葉和莖會因料理法的不同，有時吃起來特別美味。

先煮過

採摘七月之前的嫩莖葉部，用加入少許鹽的滾水煮過。

用手掐莖，若已達能掐斷的程度，就將其泡在冷水中二～三小時，然後撈起、瀝乾水分，去除澀液，留下少許滑膩感能使口感良好，是一道不錯的蔬菜。

蕺菜加熱後，其臭味幾乎會完全消失，煮熟後去除澀液，調理時可使用各種料理方法。

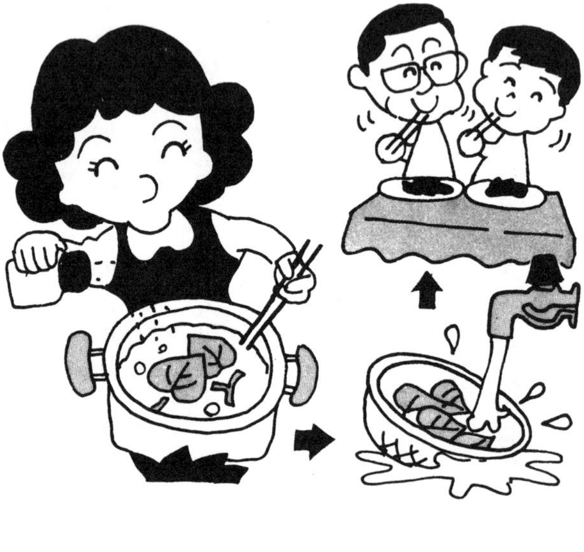

●第7章●

體驗談，蕺菜眞有效！

頑固的腫疱完全治好

女（23歲）OL

學生時代，我對自己的肌膚非常有自信，根本毋須化妝。上班後，當然不能保持自然肌膚到公司上班，只好開始化妝。可能是使用的化妝品與肌膚不合吧！而且又置身於與學生時代完全不同的環境，人際關係導致壓力積存、胃腸不適，因此出現嚴重的腫疱煩惱。

到皮膚科就診後，雖暫時消失，看來似乎已痊癒，但不久就又冒出來了。臉上有紅色顆粒，消失後會留下黑色疤痕，看起來髒髒的，使我對肌膚失去自信，而不喜歡在人前出現，每天鬱鬱寡歡地過著生活。會到醫院看門診、服用維他命劑，做過各種不同的嘗試，卻都無法見效，使我的心情更爲低落。

我想再繼續下去會不得了，於是鼓勵自己參加學生時代朋友的集會。會中有一位久未見面的朋友，看起來非常漂亮，前後判若兩人，使我感到驚訝。於是我向她

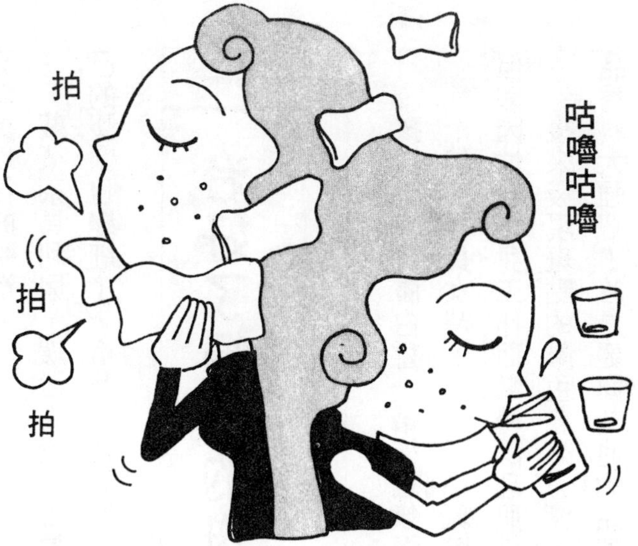

請教有何秘訣，她說學生時代也有面疱、腫疱的煩惱，而秘訣就是蕺菜，使用蕺菜化妝水與蕺菜茶，使她肌膚的煩惱完全消失。

於是我把其他朋友擱在一旁，向她詢問詳情，結果得知她是利用蕺菜生汁及燒酒做的化妝水，而我住的地方無法得到生葉，只好請她幫忙。辦法是用脫脂棉沾化妝水拍打臉部，直到脫脂棉乾了為止。至於蕺菜茶則是到藥局購買乾燥蕺菜煎煮，早晚二次持續飲用。

後來休假日便到附近的山上遠足，採摘蕺菜生葉，自己動手做化妝水。

塗了化妝水數日後，暗沈的腫疱痕跡逐漸變淡，於是我很高興地持續使用化妝水與蕺菜茶，過了一個月後，疤痕變得非常地淡，腫疱也減少了。過了六個月後的現在，早已完全消失，原來凹凸不平的皮膚，又恢復以往的平滑。

蕺菜茶具利尿，緩泄作用吧！原本有便秘傾向，但現在已逐漸好轉，且感覺自己的腰圍也變細了，令我非常高興。

治好了煩惱的斑點當然高興

女（36歲）主婦

孩提時代皮膚白皙，婚後也無面皰與斑點，幾乎與肌膚的煩惱無緣。

十年前生長女時，出現了小斑點。最初顏色很淡，並不明顯，自己也不在意，但卻因忙於育兒工作而懶得護理肌膚。

後來發現斑點的顏色愈來愈深，面積也變大了，我想可能是當時所使用的化妝品香料太強吧！於是更換其他的品牌使用。

結果斑點不只出現在臉頰，連額頭和眼睛周圍也陸續出現。三年後生下長男，

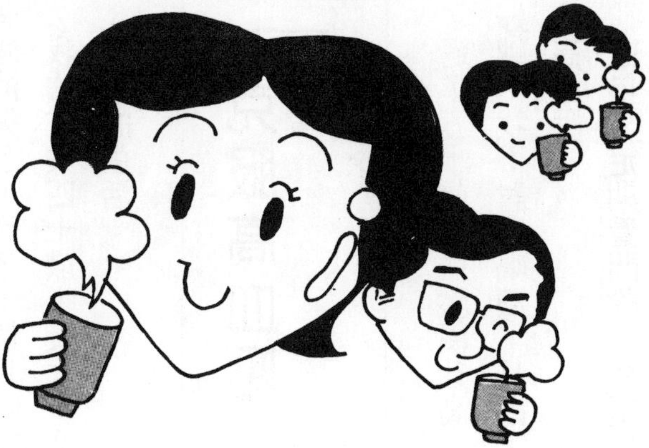

使兩邊臉頰充滿斑點，必須用化妝品來遮蓋斑點，眞是辛苦。塗抹藥物，進行過各種嘗試卻都無效，使我更懶得外出。

打電話告訴姐姐。姐姐和我一樣，幾年前生產後便出現斑點，而感到非常煩惱，後來聽說姐姐喝蕺菜茶治好了斑點，於是便向她請教蕺菜茶詳細的作法與飲用法。

按照姐姐的指示，到藥局購買整袋的蕺菜做蕺菜茶，一天飲用三次。姐姐說「最初也許很難喝，但很快就會習慣，要有耐心地持續喝半年至一年哦！」

她還教我將蕺菜茶稀釋二～三倍，然後塗抹在臉上，我的確也實行了。

飲用一個月後並無變化，通常這種情況下，我會懷疑它是否眞的有效，但因姐姐說要「服用半年至一年哦！」所以我仍不焦躁地持續飲用。

出現效果之前，的確過了將近半年的時間。漸漸地，斑點的茶色變淡、變白，一個個消失了，到第十個月時完全消失，眞是令人喜極而泣。姐姐也很高興。

我的丈夫四十歲，長女十歲，長男七歲，現在一家四口都喝蕺菜茶，過著更健康、充實的生活。

克服高血壓

男（64歲）公司幹部

過了五十歲後血壓便升高，高爲一七〇、低爲一一〇，在此範圍上上下下，未曾好轉。我不討厭喝酒，且因工作關係，晚上經常交際應酬，鹽分攝取過多的結果導致高血壓。

數年來定期看門診，持續投予藥物並進行食物療法，但是淡而無味的食物療法有時會讓我反彈地失去食慾，並有便秘的煩惱。

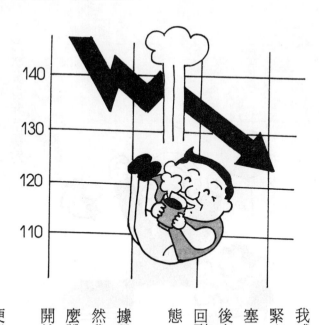

眼前好像有失去光明的不透明狀況，令我感覺焦躁。二年前，胸口突然產生一種絞緊痛，於是趕緊住院，結果診斷爲心肌梗塞。住了將近二個月後，所幸可以出院了，後來便持續幾個月臥病在床的生活，無法再回到社會上工作，我也已抱持半放棄的心態。

來探病的朋友告知我莪菜這個好東西，據說煎煮莪菜飲用對高血壓和便秘很好。當然我不可能百分之百相信，但既然人家都這麼說，我也姑且嘗試看看，於是以這種心情開始飲用莪菜茶。

喝了之後最初的變化，就是令人痛苦的便秘現象完全消失，再加上進行食物療法，大約過了三個月後，血壓眞的開始下降，令我感到非常驚訝，重新湧現生存的慾望。

自此之後便持續飲用蕺菜茶，血壓已降爲一三〇～九〇，大致保持穩定，心臟的狀況也非常穩定。

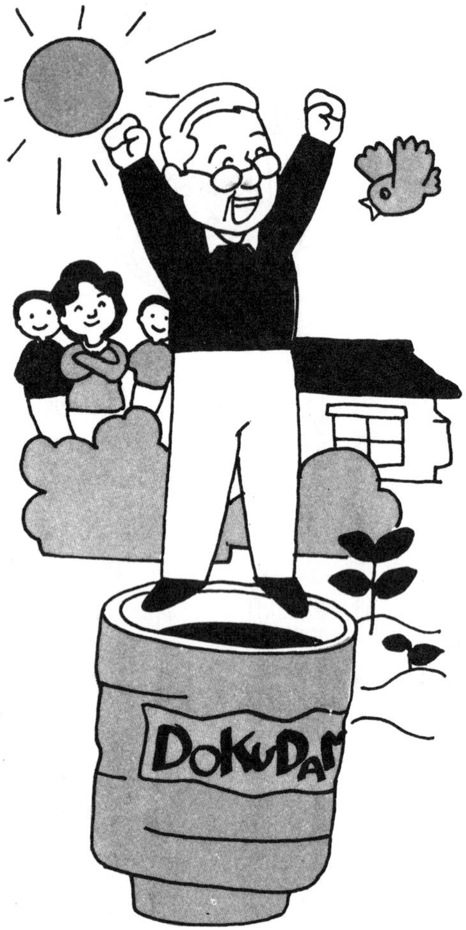

對頑固的中耳炎有效！

男（65歲）無業

孩提時代曾得過痲疹，當時持續發高燒，右耳也出現中耳炎，化膿不止。小鎮的耳鼻喉科醫師進行各種治療，但症狀並未好轉，在醫師的介紹下，到其他綜合醫院動手術拿掉鼓膜，因此我的聽力不佳，但就此不再化膿。

在第二次世界大戰時受召入伍到達韓國與中國，戰爭結束後到了滿洲（現在的東北地方），在那兒得了傷寒，持續發高燒一個星期，耳朵再度流膿。

回國之後動過幾次手術，但症狀仍未好轉。最近到某些醫院接受治療，膿暫時不再流出，讓我誤以為已經痊癒，但過了幾個月後，膿積存到令我癢得受不了，我幾乎已宣告放棄。

就在這時，看到雜誌、書上關於蕺菜的報導，聽說蕺葉對鼻蓄膿症、中耳炎有效，於是趕緊嘗試。

作法是將生葉充分用水洗淨，以衛生紙去除水氣，再用手揉搓二～三片葉子擠出生汁，然後用棉花棒沾著塗抹於耳朵深處，每天塗抹一次。剛開始時感覺有點刺痛，但很有耐心地持續之後，終於能夠止癢，且有好長一段時間不再流膿。我認爲我的耳朵無法完全治好，但使用蕺菜後，再也不需去看醫生了。

後來常年煩惱的中耳炎疼痛和發癢症狀完全消失，讓我過著舒適的老年生活。回顧以往在各大小醫院治療卻無法痊癒的中耳炎，竟然只要使用身邊到處可見的蕺菜就能治好，我對於蕺菜的力量由衷感到佩服。不過剛開始時，我還擔心用長在路邊的草來治療，不知是否會使症狀惡化呢！

後來我就對蕺菜產生興趣，也看過好幾本書，得知蕺菜爲自古以來國人熟知的民間藥之一。以往民間藥容易受人忽略，但我現在了解絕不能等閒視之，且對自然的力量非常感謝。

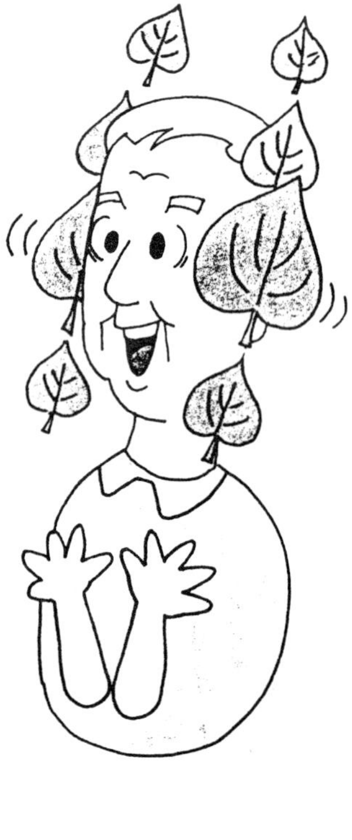

慢性便秘消失

女（22歲）OL

小時候就有便秘的傾向，高中時一年中會有幾次便秘現象，令我很不愉快。但我周遭有相同症狀的朋友也不少，我以為大家都一樣，因此也不去在意。

就職後始覺得非常緊張，我因工作需要，必須接待客人，故有時需忍耐而不能上廁所，每天持續相同的狀況，造成了慢性便秘。

通常有三、四天不排便，持續一週以上也是司空見慣之事。後來，覺得肚子發脹、很不舒服，而且頭痛、肩膀痠痛，沒有食慾，吃什麼都覺得不好吃，心情焦躁，無法集中精神在工作上。

而且臉上長腫疱，肌膚非常乾燥、不易上妝，每天早上照鏡子都讓我感到憂鬱。

到醫院拿藥回來塗抹或服用，但症狀並未好轉。也試過緩泄劑，服用當時還不

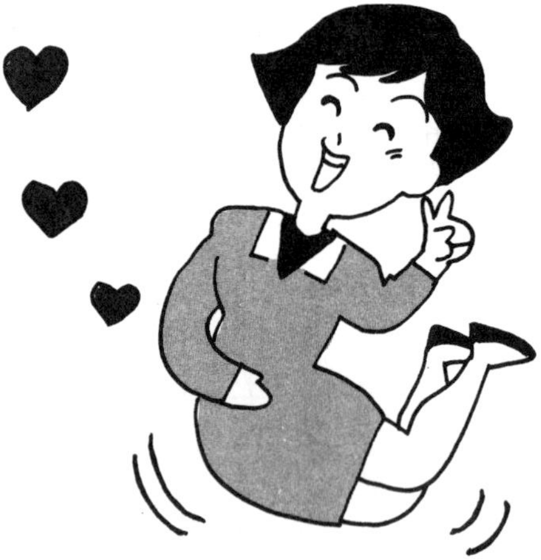

錯，但又會立刻恢復原狀，使我感到非常困擾。

後來，工作的前輩告訴我「妳可以試試蕺菜哦！」前輩也是利用蕺菜治好了頑固的便秘。

那天回家時便趕緊去購買蕺菜。鍋中放入十五公克蕺葉，加入六百CC的水，以火煮到四百CC爲止。在早餐前和睡前喝煎汁。聽說蕺菜非常腥臭，但喝煎汁時並不感覺有何腥臭味，也不難喝。

最初喝時並無任何變化，前輩說「它並非瀉藥，不可能立刻奏效，必須有耐心地持續飲用」。於是便聽他的話，依然繼續飲用。五天後自然產生便意，得到輕鬆的排便。以往即使產生便意，去廁所後卻無法排便，肚子痛得不得了，而現在這個現象已完全消失。擁有規律正常的排便，體調提升，腫疱、面皰現象亦消失得無影無蹤，令我非常高興。

今後我仍要持續服用蕺菜，每天都過著健康的生活。

治好便秘身體緊縮

女（29歲）主婦

短大畢業後便開始上班，有時會有便秘現象，後來演變成慢性便秘。我想，或許是運動不足的關係吧！於是開始跳爵士舞，而且還參加游泳教室，排便時則服用緩泄劑。但生活並不規律，大概每隔三、四天才會排便。

婚後翌年便生子，終日忙於育兒與家事，而且我的孩子身體並不好，每天都要到醫院看門診。我自己也非常累，情緒不穩定，頭痛、肩膀痠痛的現象嚴重，缺乏食慾，一週才排便一次。臉上長出顆粒和腫疱，即使塗抹藥物也無法痊癒，每天都覺得非常憂鬱。

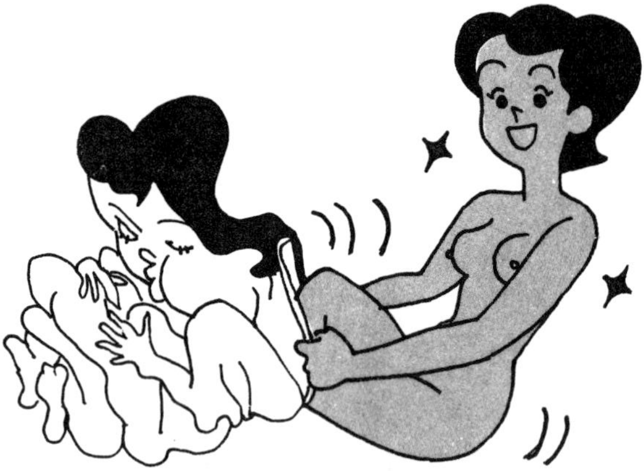

看到我的樣子而感到擔心的朋友，對我說「蕺菜不錯，妳可以喝喝看」。這位朋友產後也有嚴重的便秘煩惱，但已藉由蕺菜治癒。既然是好東西，我也樂意嘗試，於是趕緊到藥局購買乾燥蕺菜，做成蕺菜茶。

土瓶中放入四百CC的水與一撮蕺菜，用小火煮到剩半量的水爲止。以濾茶器過濾後，一天分二~三次，空腹時飲用。剛開始喝時並無任何變化，我覺得還是依賴瀉藥比較快……感到非常焦躁，但過了一週後，大約二、三天就會排便一次，令我感到非常高興，便持續飲用，約過了一個月後，就能每天排便，原本痛苦的頭痛、肩膀痠痛消失了，也不再長腫疱了。

出乎意料之外的可喜現象，便是身體緊

縮。當便秘嚴重時，會感覺身體有苦重感，懶得做家事。但喝了蕺菜茶使排便順暢後，身體也逐漸緊縮，將近五十公斤的體重減輕了五公斤。蕺菜並非「減肥藥」，或許是我的新陳代謝旺盛，多餘的皮下脂肪減少因而消瘦吧！

身體孱弱的長女現在五歲，後來又生了長男，一家四口每天都過著健康的生活。當然，必須持續飲用蕺菜茶。

從異位性皮膚炎的煩惱中解放出來

男（36歲）公司職員

孩提時代身體較弱，幾乎手不離藥直到現在。

五年前的春天，並無任何前兆，背部和雙腳突然出現濕疹，癢到夜晚無法成眠，使我無法集中精神在工作上，只好蹺班到皮膚科就診。

醫師診斷爲異位性皮膚炎，於是拿了一大堆塗抹藥與內服藥回家，這些藥物雖能暫時止癢，但不久後又開始發癢。

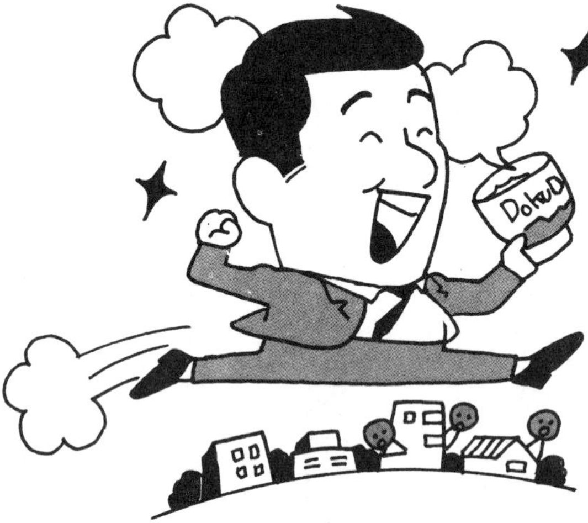

蹺了幾次班後，當然上司也注意到了。而且醫師也不確定何時才能治好，是否眞能完全治好，愈想愈感到不安與焦躁。

就在這時聽說了蕺菜。蕺菜雖是一種藥草，但關於其效能與使用方法卻一無所知。聽說煎煮蕺菜飲用很好，但令我感到懷疑，可是又無其他能依賴之物，只好嘗試一下。

到了藥局購買蕺菜後，用壺煎煮做成蕺菜茶，一日分大約是四百ＣＣ，分早晚二次喝完。

最初喝時並無變化，但聽說效果出現之前，必須持續飲用一段時間，因此我並不焦躁。

過了二個月後，濕疹逐漸減少，發癢症狀也減輕了。半年後，除了背部一部分部位外，雙腳和背部的濕疹大都已經消失，不再發癢，終於能夠熟睡，產生食慾、恢復體力了。

到了這時，我終於能夠喘息一下，持續飲用葴菜茶，過了十個月後，原本嚴重的濕疹，消失得無影無蹤，恢復原本健康的皮膚。

治好之後，令我感到非常高興的就是三歲的女兒願意和我一起泡澡了。症狀嚴重時，我怕傳染給女兒，故避免和她一起泡澡。

當時他人完全不了解的痛苦，現在已完全消失。

葴菜澡治好嬰兒的濕疹

女（29歲）主婦

長女出生一個月了。

有一天身上突然長濕疹，從臉到胸部、背部、手腳都出現紅色顆粒，又痛又癢，令她不停地哭泣。這是我第一個孩子，我卻不知該如何是好，只好爲她清洗身體、塗抹爽身粉，也去看醫師、拿藥使用，但卻無效。

最初我以爲是痱子，使用嬰兒用肥皂，或許是肥皂與體質不合吧！於是我改成只用溫水沖洗身體，但濕疹症狀並未好轉，令我感到非常困擾。

這時，鄉下的母親建議我使用蕺菜。

母親說將蕺菜生葉燜燒至軟後，直接塗抹在患部最好，但我們住的街上並無生葉，於是母親說那麼只好用蕺菜澡了，到藥局購買袋裝的乾燥蕺菜，用鍋子將其煮出汁液，又擔心刺激性太強，因此只放一點點煮汁在盆中，每天都讓孩子泡澡。

因爲是嬰兒的身體，所以我擔心是否有問題，可是過了一週、十天後，身上的紅色顆粒逐漸消失，因此，我更勤於每天讓她泡蕺菜澡。而且母親鼓勵我「蕺菜能消毒，也可以讓嬰兒喝」，於是便用熱水稀釋煮汁，以奶瓶餵食嬰兒，三個月後，嚴重的濕疹便完全治癒。此時，我才得知蕺菜的效果。

後來長女健康的成長，明天就要進小學就讀了，並無任何皮膚病煩惱的記憶。雖會長痱子，但只要使用蕺菜澡，喝煎汁，二、三天後即可痊癒。

我也很喜歡蕺菜澡，過著很有元氣的日子。

教導孫子自然治療

女（64歲）農業

每年中元節時，女兒帶孩子回來已成習慣。

平常我是和丈夫兩人一起生活，原本安靜的家園，只有這時會成為孫子的運動場。都會的大廈生活，並無法在家中跑跳，這也是無可奈何之事。看見孫子很有元氣的在院子裡跑跳，丈夫和我都非常高興。

頑皮、充滿元氣的小孩子容易跌倒、撞傷、擦傷，動不動就受傷，也可能被蚊蟲叮咬、被刺刺到……這時蕺菜就派上用場了。

因家中種滿了蕺菜，我也會採摘生葉使用。

被蚊蟲叮咬時，將生汁塗抹在被叮咬的部位，就能立刻止癢，而且被叮咬的痕跡也不會留下來。

我們家當然有各種藥品，但塗抹蕺菜生汁是最方便、有效的方法。這個方法是

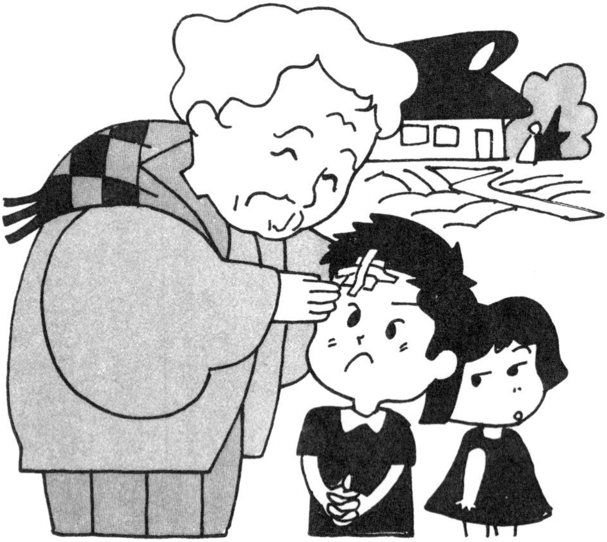

父母教導我的，而我也想教給孫子們。

從都市來到鄉下的孩子，一聞到蕺菜強烈的臭味會很受不了，說道「好臭、好臭啊！」而逃之夭夭，但我告訴他們「這個臭味是藥哦！能治好腫疱哦！」用生葉貼在腫疱上的治療法，對孩子而言，一定是頭一次見到。

傷口化膿、出現腫疱時，就輪到蕺菜發揮威力了。

清洗二、三片蕺菜生葉後，用款冬葉包住，放在炭火上烤。待蕺菜軟了之後，再使用竹片等將其搗碎，鋪在絨布貼於傷口或腫疱上。不久後會感到疼痛，但還是要忍耐，直到疼痛消失爲止。

待蕺菜乾了之後，要換貼新的蕺葉。換

二、三次之後，腫疱就會出現孔、自然排膿，如此一來，腫疱和膿的傷痕都不會留下來，而能完全治癒。

不只是利用手術刀排膿的方法，尚有這種自然的治療辦法，我覺得教導孩子們知道這些方法非常重要。

治好鼻蓄膿症

男（17歲）高中生

就讀中學一年級時的冬天，突然覺得鼻子癢癢的，我覺得「可能是傷風吧！」而並未在意。

但鼻塞情形愈來愈嚴重，必須用口呼吸，於是只好至耳鼻喉科就診，醫師診斷爲鼻蓄膿症。一週看二次門診，用器具吸取鼻涕，這是最讓我難以忍受之事。的確，吸出來後會非常輕鬆，但不久後又會塞住，同樣的情形反覆出現。雖拿藥回來服用，可是令人不愉快的鼻涕仍會出現。

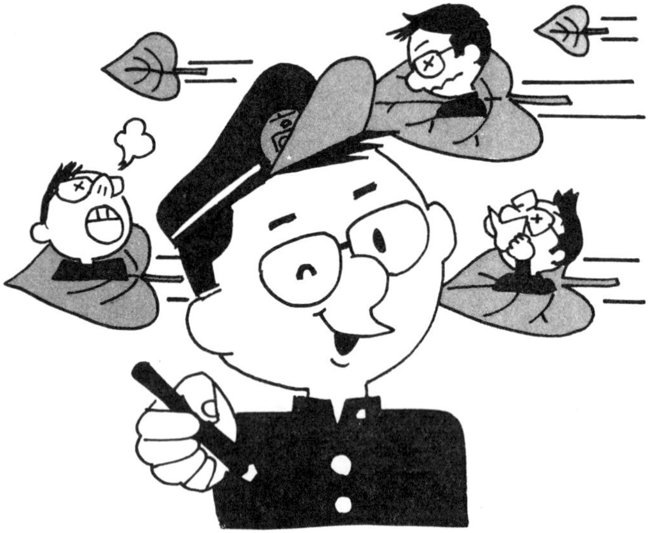

到了夜晚更爲嚴重，只要一躺下來，鼻塞情形就會更爲嚴重而無法成眠。半夜時會張開嘴巴呼吸，醒來時就會覺得口中非常乾燥、喉嚨刺痛。經常有頭重、茫然感，無法集中精神在課業上，在這種狀況下，要如何通過學校的考試呢？每天都覺得非常憂鬱。

事實上，母親比我更擔心。有一天聽到朋友說「蕺葉有效哦！」於是立刻嘗試。這人似乎是揉搓生葉塞入鼻孔中，治好了鼻蓄膿症。因自家的庭院中已種了蕺菜，使用起來相當方便，但它具很難聞的臭味，一旦沾到這個臭味，恐怕連朋友都會討厭我，因此我不願意使用。

但母親仍不放棄，聽說乾燥蕺菜並無臭味，於是便至藥局購買袋裝乾燥蕺菜，做成煎汁，用來洗鼻子。雖然我半信半疑，但既然沒有臭味，又非常方便，於是付諸實行，使用洗淨器洗鼻。最初液體無法通過鼻子，但習慣後就不困難了，一連進行十次，早、晚持續洗二次，半個月後，鼻子便非常通暢，原來呈塊狀的鼻涕變乾，清洗後擤鼻子，便覺非常舒暢，使得我非常高興，就更爲認眞地持續清洗。藉由每天的洗淨，鼻子的狀況逐漸好轉，三個月後，不愉快的症狀完全消失，順利通過高中的考試。直到現在，我依然由衷地感謝母親與蕺菜。

用生葉治好痔瘡

男（35歲）自營業

這幾年來都有痔瘡的煩惱。我的是屬於裂痔，每當排便時會痛到想跳起來，嚴重時，會連內褲都沾滿鮮血。

上廁所令我痛苦萬分，於是只好忍耐便意，結果反而使糞便變硬，排便時更爲疼痛，造成了惡性循環。爲了杜絕惡性循環，只好接受醫師的照顧或使用市售藥，

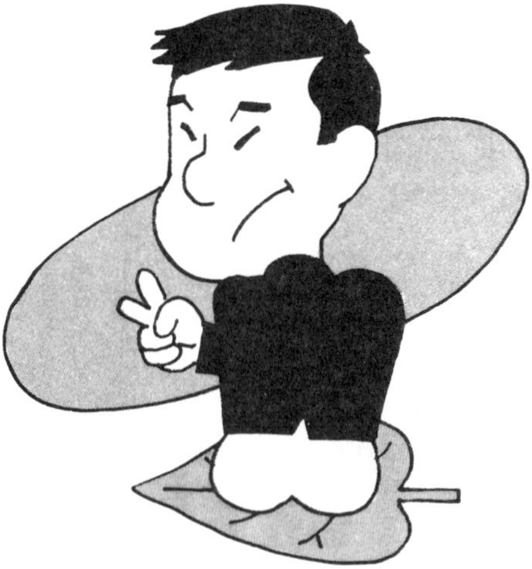

貼3個月之後見效！

但無法完全治好，雖症狀能暫時減輕，但不久之後又會恢復原狀，自己也覺得可能要與痔瘡共處一生，而抱持半放棄的心態。

去年春天參加高中的同學會，話題轉到了疾病上，於是我坦白自己的痔瘡煩惱，有一位朋友立刻說「蕺菜很好哦！」只要揉搓生葉貼於患部即可。怎麼可能這麼簡單呢……我不太相信，這麼痛苦的症狀有可能輕易治好嗎？但他又不像會說謊的人……總之，抱著被騙的心情嘗試好了。

揉搓蕺菜生葉，會產生一種難聞的惡臭味，令家人都說「好臭、好臭呀！」而敬而遠之，連我自己都覺得很臭，但我對自己說這個臭味就是藥，每天更換生葉貼於患部，經過數日後，疼痛眞的減輕了，眞是令我十分驚訝。不小心一屁股坐在椅子上，疼痛居然消失，後來持續貼三個月之後，便完全治癒。

此外，在朋友的建議之下，我也愛用蕺菜茶，因爲消除便秘是治療痔瘡的第一步。

利用蕺菜生汁治好香港腳

男（38歲）公司職員

據說發明香港腳治療藥可得到諾貝爾獎。也就是說，這世上有許多人因爲香港腳而感到煩惱，是一種很難治療的疾病。

事實上，這十年來我也是因香港腳而煩惱的人。看醫師，使用市售香港腳藥、泡硫磺、鹽水浴、塗抹醋……嘗試過各種方法，卻未遇見眞正決定性的治療法。

後來，朋友便介紹我利用蕺菜的治療法。說是治療法，也只不過是揉搓蕺菜生葉，將汁塗抹於患部，非常簡單。

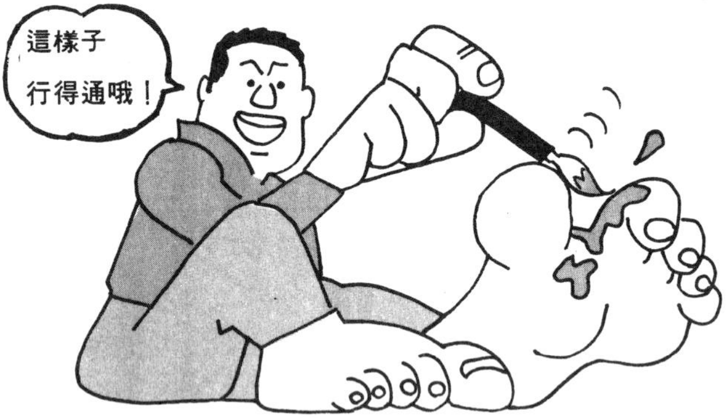

聽說它對腫疱，割傷也有效，於是在半信半疑的心態下開始嘗試。

按照別人教我的方法，早晚二次，擠生葉汁塗抹在潮濕的趾縫。因工作的關係，必須一整天都穿著鞋子走，到了傍晚腳因悶熱而更痛、更癢，塗抹蕺菜生汁會覺得非常舒服，已不在意它的臭味了。

塗抹一週之後，潮濕的地方開始乾燥、不再發癢。這證明它可以治好，於是我勇氣百倍，每天持續塗抹，在一個月內治好了頑固的香港腳，每天都過得很舒適。

雖然我未曾嘗試，但聽說煎煮乾燥蕺菜，將汁混入水中泡個蕺草澡，對香港腳也非常有效，可以嘗試看看。

利用葴菜茶治療自律神經失調症

女（56歲）主婦

我經常會因爲一些小事而變得憂鬱，但這是天生的性格，不可能輕易改變。三年前開始覺得心情不愉快、持續頭重、稍微疲勞，總感到很痛苦，但自己也不知原因爲何。總之非常焦躁，懶得做家事，有時頭昏眼花，嚴重時甚至想吐。二個女兒都已結婚，我想以後就能和丈夫二人過著悠閒的生活，從未想過要去看醫師。

這樣的情形持續一陣子，症狀卻依然無法消失，心悸亦非常嚴重，於是只好到醫院去。醫院診斷爲自律神經失調症，令我非常驚訝，從那時起，每天都過著藥罐子的生活。

醫師說「凡事不要想太多，盡量放鬆」，但我卻無法做到，可能是個性使然吧！什麼事都往壞處想，當然治療也無法產生效果。

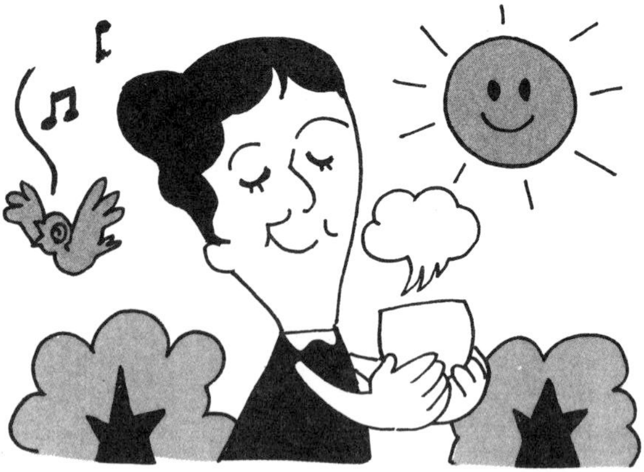

不喜歡和他人說話，也不想參加聚會，雖然女兒鼓勵我「經常去玩玩嘛！」但我總對自己的體調沒自信，只好待在家中過日子。

朋友告訴我「喝蕺菜茶不錯哦！」而其他朋友則建議我多散步，轉換心情，我也知道自己不能再憂鬱下去，於是散步一小時，分早、中、晚喝三次蕺菜茶。

蕺菜茶眞的有效嗎？眞令我感到不安，此外，要我出門時，我也會猶豫不決，女兒可能察覺到我的心情不好，經常來看我，還說「媽媽，妳現在很有元氣吔！」「妳的臉色很好吔！」現在想想，或許女兒們的暗示也起了作用吧！喝了三個月蕺菜茶後，症狀逐漸痊癒，不再焦躁，使我重新拾回了健康。

與低血壓的無氣力訣別

女（24歲）OL

天生就是虛弱體質，雖身體並無大礙，但總是容易覺得疲倦，做任何事都無法長久持續。

尤其早上讓我覺得最難過。孩提時代，每天早上都是在母親的責罵聲中起床，勉強起身後卻懶得動，到學校之後，上午時的頭腦一片茫然。胃弱，吃不了多少東西，午餐時間便覺得很痛苦。

短大畢業就職後，早上起床時總覺得很不清醒，再加上工作疲勞，讓我有嚴重的肩膀痠痛與頭痛的煩惱。醫院診斷爲低血壓，看門診後症狀仍未好轉。服用維他命劑、使用漢方藥、針灸治療，嘗試過各種方法，卻無法得到滿意的結果，只是持續煩惱罷了。

閱讀某本雜誌之後，得知蕺菜的存在。看到許多和我一樣有低血壓煩惱的人，

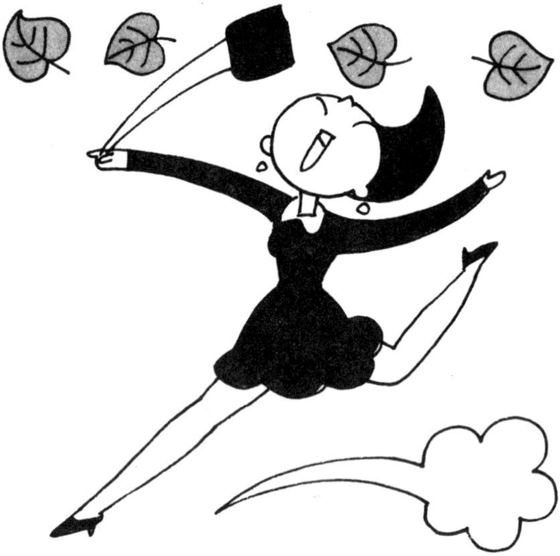

因利用蕺菜茶而獲得健康的報導，我也抱持孤注一擲的心，開始飲用蕺菜茶。

最初一、二個月無效，我想，可能還是不行吧……已經宣告放棄。但過了三個月後，便覺得身體輕盈，不再像以前那麼容易疲勞。

人類眞是非常現實。出現這些好現象後，使我突然熱衷飲用蕺菜茶，結果肩膀痠痛、頭痛現象消失，早起時覺得神清氣爽，胃的苦重感消失，以往只是爲了盡義務而吃的飲食，現在吃起來覺得非常美味。

蕺菜是否眞的改善我低血壓的體質，我不得而知，但蕺菜確實讓我體會到健康的喜悅。

〈作者介紹〉

小林　正夫

出生於日本東京都。畢業於日本大學專門部，曾在東京都藥用植物園工作。現任藥用植物栽培研究所負責人、漢法科學財團理事，NHK「趣味園藝」講師，在各地進行關於藥草、花草的指導。

主要著書，包括『四季的藥草利用』、『藥草彩色圖鑑』等。

大展出版社有限公司 圖書目錄

地址：台北市北投區(石牌)
致遠一路二段 12 巷 1 號
電話：(02)28236031
28236033
郵撥：0166955～1
傳真：(02)28272069

・法律專欄連載・電腦編號 58

台大法學院 法律學系／策劃
法律服務社／編著

1. 別讓您的權利睡著了 1		200 元
2. 別讓您的權利睡著了 2		200 元

・秘傳占卜系列・電腦編號 14

1. 手相術	淺野八郎著	180 元
2. 人相術	淺野八郎著	150 元
3. 西洋占星術	淺野八郎著	180 元
4. 中國神奇占卜	淺野八郎著	150 元
5. 夢判斷	淺野八郎著	150 元
6. 前世、來世占卜	淺野八郎著	150 元
7. 法國式血型學	淺野八郎著	150 元
8. 靈感、符咒學	淺野八郎著	150 元
9. 紙牌占卜學	淺野八郎著	150 元
10. ESP 超能力占卜	淺野八郎著	150 元
11. 猶太數的秘術	淺野八郎著	150 元
12. 新心理測驗	淺野八郎著	160 元
13. 塔羅牌預言秘法	淺野八郎著	200 元

・趣味心理講座・電腦編號 15

1. 性格測驗① 探索男與女	淺野八郎著	140 元
2. 性格測驗② 透視人心奧秘	淺野八郎著	140 元
3. 性格測驗③ 發現陌生的自己	淺野八郎著	140 元
4. 性格測驗④ 發現你的真面目	淺野八郎著	140 元
5. 性格測驗⑤ 讓你們吃驚	淺野八郎著	140 元
6. 性格測驗⑥ 洞穿心理盲點	淺野八郎著	140 元
7. 性格測驗⑦ 探索對方心理	淺野八郎著	140 元
8. 性格測驗⑧ 由吃認識自己	淺野八郎著	160 元
9. 性格測驗⑨ 戀愛知多少	淺野八郎著	160 元
10. 性格測驗⑩ 由裝扮瞭解人心	淺野八郎著	160 元

11. 性格測驗⑪ 敲開內心玄機	淺野八郎著	140元
12. 性格測驗⑫ 透視你的未來	淺野八郎著	160元
13. 血型與你的一生	淺野八郎著	160元
14. 趣味推理遊戲	淺野八郎著	160元
15. 行為語言解析	淺野八郎著	160元

・婦 幼 天 地・電腦編號 16

1. 八萬人減肥成果	黃靜香譯	180元
2. 三分鐘減肥體操	楊鴻儒譯	150元
3. 窈窕淑女美髮秘訣	柯素娥譯	130元
4. 使妳更迷人	成　玉譯	130元
5. 女性的更年期	官舒妍編譯	160元
6. 胎內育兒法	李玉瓊編譯	150元
7. 早產兒袋鼠式護理	唐岱蘭譯	200元
8. 初次懷孕與生產	婦幼天地編譯組	180元
9. 初次育兒 12 個月	婦幼天地編譯組	180元
10. 斷乳食與幼兒食	婦幼天地編譯組	180元
11. 培養幼兒能力與性向	婦幼天地編譯組	180元
12. 培養幼兒創造力的玩具與遊戲	婦幼天地編譯組	180元
13. 幼兒的症狀與疾病	婦幼天地編譯組	180元
14. 腿部苗條健美法	婦幼天地編譯組	180元
15. 女性腰痛別忽視	婦幼天地編譯組	150元
16. 舒展身心體操術	李玉瓊編譯	130元
17. 三分鐘臉部體操	趙薇妮著	160元
18. 生動的笑容表情術	趙薇妮著	160元
19. 心曠神怡減肥法	川津祐介著	130元
20. 內衣使妳更美麗	陳玄茹譯	130元
21. 瑜伽美姿美容	黃靜香編著	180元
22. 高雅女性裝扮學	陳珮玲譯	180元
23. 蠶糞肌膚美顏法	坂梨秀子著	160元
24. 認識妳的身體	李玉瓊譯	160元
25. 產後恢復苗條體態	居理安・芙萊喬著	200元
26. 正確護髮美容法	山崎伊久江著	180元
27. 安琪拉美姿養生學	安琪拉蘭斯博瑞著	180元
28. 女體性醫學剖析	增田豐著	220元
29. 懷孕與生產剖析	岡部綾子著	180元
30. 斷奶後的健康育兒	東城百合子著	220元
31. 引出孩子幹勁的責罵藝術	多湖輝著	170元
32. 培養孩子獨立的藝術	多湖輝著	170元
33. 子宮肌瘤與卵巢囊腫	陳秀琳編著	180元
34. 下半身減肥法	納他夏・史達賓著	180元
35. 女性自然美容法	吳雅菁編著	180元
36. 再也不發胖	池園悅太郎著	170元

37. 生男生女控制術	中垣勝裕著	220 元
38. 使妳的肌膚更亮麗	楊　皓編著	170 元
39. 臉部輪廓變美	芝崎義夫著	180 元
40. 斑點、皺紋自己治療	高須克彌著	180 元
41. 面皰自己治療	伊藤雄康著	180 元
42. 隨心所欲瘦身冥想法	原久子著	180 元
43. 胎兒革命	鈴木丈織著	180 元
44. NS 磁氣平衡法塑造窈窕奇蹟	古屋和江著	180 元
45. 享瘦從腳開始	山田陽子著	180 元
46. 小改變瘦 4 公斤	宮本裕子著	180 元
47. 軟管減肥瘦身	高橋輝男著	180 元
48. 海藻精神秘美容法	劉名揚編著	180 元
49. 肌膚保養與脫毛	鈴木真理著	180 元
50. 10 天減肥 3 公斤	彤雲編輯組	180 元
51. 穿出自己的品味	西村玲子著	280 元

·青春天地·電腦編號 17

1. A 血型與星座	柯素娥編譯	160 元
2. B 血型與星座	柯素娥編譯	160 元
3. O 血型與星座	柯素娥編譯	160 元
4. AB 血型與星座	柯素娥編譯	120 元
5. 青春期性教室	呂貴嵐編譯	130 元
6. 事半功倍讀書法	王毅希編譯	150 元
7. 難解數學破題	宋釗宜編譯	130 元
9. 小論文寫作秘訣	林顯茂編譯	120 元
11. 中學生野外遊戲	熊谷康編著	120 元
12. 恐怖極短篇	柯素娥編譯	130 元
13. 恐怖夜話	小毛驢編譯	130 元
14. 恐怖幽默短篇	小毛驢編譯	120 元
15. 黑色幽默短篇	小毛驢編譯	120 元
16. 靈異怪談	小毛驢編譯	130 元
17. 錯覺遊戲	小毛驢編著	130 元
18. 整人遊戲	小毛驢編著	150 元
19. 有趣的超常識	柯素娥編譯	130 元
20. 哦！原來如此	林慶旺編譯	130 元
21. 趣味競賽 100 種	劉名揚編譯	120 元
22. 數學謎題入門	宋釗宜編譯	150 元
23. 數學謎題解析	宋釗宜編譯	150 元
24. 透視男女心理	林慶旺編譯	120 元
25. 少女情懷的自白	李桂蘭編譯	120 元
26. 由兄弟姊妹看命運	李玉瓊編譯	130 元
27. 趣味的科學魔術	林慶旺編譯	150 元
28. 趣味的心理實驗室	李燕玲編譯	150 元

29. 愛與性心理測驗	小毛驢編譯	130元
30. 刑案推理解謎	小毛驢編譯	130元
31. 偵探常識推理	小毛驢編譯	130元
32. 偵探常識解謎	小毛驢編譯	130元
33. 偵探推理遊戲	小毛驢編譯	130元
34. 趣味的超魔術	廖玉山編著	150元
35. 趣味的珍奇發明	柯素娥編著	150元
36. 登山用具與技巧	陳瑞菊編著	150元
37. 性的漫談	蘇燕謀編著	180元
38. 無的漫談	蘇燕謀編著	180元
39. 黑色漫談	蘇燕謀編著	180元
40. 白色漫談	蘇燕謀編著	180元

・健康天地・電腦編號 18

1. 壓力的預防與治療	柯素娥編譯	130元
2. 超科學氣的魔力	柯素娥編譯	130元
3. 尿療法治病的神奇	中尾良一著	130元
4. 鐵證如山的尿療法奇蹟	廖玉山譯	120元
5. 一日斷食健康法	葉慈容編譯	150元
6. 胃部強健法	陳炳崑譯	120元
7. 癌症早期檢查法	廖松濤譯	160元
8. 老人痴呆症防止法	柯素娥編譯	130元
9. 松葉汁健康飲料	陳麗芬編譯	130元
10. 揉肚臍健康法	永井秋夫著	150元
11. 過勞死、猝死的預防	卓秀貞編譯	130元
12. 高血壓治療與飲食	藤山順豐著	150元
13. 老人看護指南	柯素娥編譯	150元
14. 美容外科淺談	楊啟宏著	150元
15. 美容外科新境界	楊啟宏著	150元
16. 鹽是天然的醫生	西英司郎著	140元
17. 年輕十歲不是夢	梁瑞麟譯	200元
18. 茶料理治百病	桑野和民著	180元
19. 綠茶治病寶典	桑野和民著	150元
20. 杜仲茶養顏減肥法	西田博著	150元
21. 蜂膠驚人療效	瀨長良三郎著	180元
22. 蜂膠治百病	瀨長良三郎著	180元
23. 醫藥與生活㈠	鄭炳全著	180元
24. 鈣長生寶典	落合敏著	180元
25. 大蒜長生寶典	木下繁太郎著	160元
26. 居家自我健康檢查	石川恭三著	160元
27. 永恆的健康人生	李秀鈴譯	200元
28. 大豆卵磷脂長生寶典	劉雪卿譯	150元
29. 芳香療法	梁艾琳譯	160元

30. 醋長生寶典　柯素娥譯　180 元
31. 從星座透視健康　席拉・吉蒂斯著　180 元
32. 愉悅自在保健學　野本二士夫著　160 元
33. 裸睡健康法　丸山淳士等著　160 元
34. 糖尿病預防與治療　藤田順豐著　180 元
35. 維他命長生寶典　菅原明子著　180 元
36. 維他命 C 新效果　鐘文訓編　150 元
37. 手、腳病理按摩　堤芳朗著　160 元
38. AIDS 瞭解與預防　彼得塔歇爾著　180 元
39. 甲殼質殼聚糖健康法　沈永嘉譯　160 元
40. 神經痛預防與治療　木下真男著　160 元
41. 室內身體鍛鍊法　陳炳崑編著　160 元
42. 吃出健康藥膳　劉大器編著　180 元
43. 自我指壓術　蘇燕謀編著　160 元
44. 紅蘿蔔汁斷食療法　李玉瓊編著　150 元
45. 洗心術健康秘法　竺翠萍編譯　170 元
46. 枇杷葉健康療法　柯素娥編譯　180 元
47. 抗衰血癒　楊啟宏著　180 元
48. 與癌搏鬥記　逸見政孝著　180 元
49. 冬蟲夏草長生寶典　高橋義博著　170 元
50. 痔瘡・大腸疾病先端療法　宮島伸宜著　180 元
51. 膠布治癒頑固慢性病　加瀨建造著　180 元
52. 芝麻神奇健康法　小林貞作著　170 元
53. 香煙能防止癡呆？　高田明和著　180 元
54. 穀菜食治癌療法　佐藤成志著　180 元
55. 貼藥健康法　松原英多著　180 元
56. 克服癌症調和道呼吸法　帶津良一著　180 元
57. B 型肝炎預防與治療　野村喜重郎著　180 元
58. 青春永駐養生導引術　早島正雄著　180 元
59. 改變呼吸法創造健康　原久子著　180 元
60. 荷爾蒙平衡養生秘訣　出村博著　180 元
61. 水美肌健康法　井戶勝富著　170 元
62. 認識食物掌握健康　廖梅珠編著　170 元
63. 痛風劇痛消除法　鈴木吉彥著　180 元
64. 酸莖菌驚人療效　上田明彥著　180 元
65. 大豆卵磷脂治現代病　神津健一著　200 元
66. 時辰療法—危險時刻凌晨 4 時　呂建強等著　180 元
67. 自然治癒力提升法　帶津良一著　180 元
68. 巧妙的氣保健法　藤平墨子著　180 元
69. 治癒 C 型肝炎　熊田博光著　180 元
70. 肝臟病預防與治療　劉名揚編著　180 元
71. 腰痛平衡療法　荒井政信著　180 元
72. 根治多汗症、狐臭　稻葉益巳著　220 元
73. 40 歲以後的骨質疏鬆症　沈永嘉譯　180 元

74.	認識中藥	松下一成著	180元
75.	認識氣的科學	佐佐木茂美著	180元
76.	我戰勝了癌症	安田伸著	180元
77.	斑點是身心的危險信號	中野進著	180元
78.	艾波拉病毒大震撼	玉川重德著	180元
79.	重新還我黑髮	桑名隆一郎著	180元
80.	身體節律與健康	林博史著	180元
81.	生薑治萬病	石原結實著	180元
82.	靈芝治百病	陳瑞東著	180元
83.	木炭驚人的威力	大槻彰著	200元
84.	認識活性氧	井土貴司著	180元
85.	深海鮫治百病	廖玉山編著	180元
86.	神奇的蜂王乳	井上丹治著	180元
87.	卡拉OK健腦法	東潔著	180元
88.	卡拉OK健康法	福田伴男著	180元
89.	醫藥與生活(二)	鄭炳全著	200元
90.	洋蔥治百病	宮尾興平著	180元
91.	年輕10歲快步健康法	石塚忠雄著	180元
92.	石榴的驚人神效	岡本順子著	180元
93.	飲料健康法	白鳥早奈英著	180元
94.	健康棒體操	劉名揚編譯	180元
95.	催眠健康法	蕭京凌編著	180元

・實用女性學講座・電腦編號19

1.	解讀女性內心世界	島田一男著	150元
2.	塑造成熟的女性	島田一男著	150元
3.	女性整體裝扮學	黃靜香編著	180元
4.	女性應對禮儀	黃靜香編著	180元
5.	女性婚前必修	小野十傳著	200元
6.	徹底瞭解女人	田口二州著	180元
7.	拆穿女性謊言88招	島田一男著	200元
8.	解讀女人心	島田一男著	200元
9.	俘獲女性絕招	志賀貢著	200元
10.	愛情的壓力解套	中村理英子著	200元
11.	妳是人見人愛的女孩	廖松濤編著	200元

・校園系列・電腦編號20

1.	讀書集中術	多湖輝著	150元
2.	應考的訣竅	多湖輝著	150元
3.	輕鬆讀書贏得聯考	多湖輝著	150元
4.	讀書記憶秘訣	多湖輝著	150元

5. 視力恢復！超速讀術　江錦雲譯　180元
6. 讀書 36 計　黃柏松編著　180元
7. 驚人的速讀術　鐘文訓編著　170元
8. 學生課業輔導良方　多湖輝著　180元
9. 超速讀超記憶法　廖松濤編著　180元
10. 速算解題技巧　宋釗宜編著　200元
11. 看圖學英文　陳炳崑編著　200元
12. 讓孩子最喜歡數學　沈永嘉譯　180元
13. 催眠記憶術　林碧清譯　180元

・實用心理學講座・電腦編號 21

1. 拆穿欺騙伎倆　多湖輝著　140元
2. 創造好構想　多湖輝著　140元
3. 面對面心理術　多湖輝著　160元
4. 偽裝心理術　多湖輝著　140元
5. 透視人性弱點　多湖輝著　140元
6. 自我表現術　多湖輝著　180元
7. 不可思議的人性心理　多湖輝著　180元
8. 催眠術入門　多湖輝著　150元
9. 責罵部屬的藝術　多湖輝著　150元
10. 精神力　多湖輝著　150元
11. 厚黑說服術　多湖輝著　150元
12. 集中力　多湖輝著　150元
13. 構想力　多湖輝著　150元
14. 深層心理術　多湖輝著　160元
15. 深層語言術　多湖輝著　160元
16. 深層說服術　多湖輝著　180元
17. 掌握潛在心理　多湖輝著　160元
18. 洞悉心理陷阱　多湖輝著　180元
19. 解讀金錢心理　多湖輝著　180元
20. 拆穿語言圈套　多湖輝著　180元
21. 語言的內心玄機　多湖輝著　180元
22. 積極力　多湖輝著　180元

・超現實心理講座・電腦編號 22

1. 超意識覺醒法　詹蔚芬編譯　130元
2. 護摩秘法與人生　劉名揚編譯　130元
3. 秘法！超級仙術入門　陸明譯　150元
4. 給地球人的訊息　柯素娥編著　150元
5. 密教的神通力　劉名揚編著　130元
6. 神秘奇妙的世界　平川陽一著　200元

7.	地球文明的超革命	吳秋嬌譯	200 元
8.	力量石的秘密	吳秋嬌譯	180 元
9.	超能力的靈異世界	馬小莉譯	200 元
10.	逃離地球毀滅的命運	吳秋嬌譯	200 元
11.	宇宙與地球終結之謎	南山宏著	200 元
12.	驚世奇功揭秘	傅起鳳著	200 元
13.	啟發身心潛力心象訓練法	栗田昌裕著	180 元
14.	仙道術遁甲法	高藤聰一郎著	220 元
15.	神通力的秘密	中岡俊哉著	180 元
16.	仙人成仙術	高藤聰一郎著	200 元
17.	仙道符咒氣功法	高藤聰一郎著	220 元
18.	仙道風水術尋龍法	高藤聰一郎著	200 元
19.	仙道奇蹟超幻像	高藤聰一郎著	200 元
20.	仙道鍊金術房中法	高藤聰一郎著	200 元
21.	奇蹟超醫療治癒難病	深野一幸著	220 元
22.	揭開月球的神秘力量	超科學研究會	180 元
23.	西藏密教奧義	高藤聰一郎著	250 元
24.	改變你的夢術入門	高藤聰一郎著	250 元

・養 生 保 健・電腦編號 23

1.	醫療養生氣功	黃孝寬著	250 元
2.	中國氣功圖譜	余功保著	230 元
3.	少林醫療氣功精粹	井玉蘭著	250 元
4.	龍形實用氣功	吳大才等著	220 元
5.	魚戲增視強身氣功	宮　嬰著	220 元
6.	嚴新氣功	前新培金著	250 元
7.	道家玄牝氣功	張　章著	200 元
8.	仙家秘傳袪病功	李遠國著	160 元
9.	少林十大健身功	秦慶豐著	180 元
10.	中國自控氣功	張明武著	250 元
11.	醫療防癌氣功	黃孝寬著	250 元
12.	醫療強身氣功	黃孝寬著	250 元
13.	醫療點穴氣功	黃孝寬著	250 元
14.	中國八卦如意功	趙維漢著	180 元
15.	正宗馬禮堂養氣功	馬禮堂著	420 元
16.	秘傳道家筋經內丹功	王慶餘著	280 元
17.	三元開慧功	辛桂林著	250 元
18.	防癌治癌新氣功	郭　林著	180 元
19.	禪定與佛家氣功修煉	劉天君著	200 元
20.	顛倒之術	梅自強著	360 元
21.	簡明氣功辭典	吳家駿編	360 元
22.	八卦三合功	張全亮著	230 元
23.	朱砂掌健身養生功	楊永著	250 元

24. 抗老功　陳九鶴著　230元
25. 意氣按穴排濁自療法　黃啟運編著　250元
26. 陳式太極拳養生功　陳正雷著　200元
27. 健身祛病小功法　王培生著　200元

·社會人智囊·電腦編號 24

1. 糾紛談判術　清水增三著　160元
2. 創造關鍵術　淺野八郎著　150元
3. 觀人術　淺野八郎著　180元
4. 應急詭辯術　廖英迪編著　160元
5. 天才家學習術　木原武一著　160元
6. 貓型狗式鑑人術　淺野八郎著　180元
7. 逆轉運掌握術　淺野八郎著　180元
8. 人際圓融術　澀谷昌三著　160元
9. 解讀人心術　淺野八郎著　180元
10. 與上司水乳交融術　秋元隆司著　180元
11. 男女心態定律　小田晉著　180元
12. 幽默說話術　林振輝編著　200元
13. 人能信賴幾分　淺野八郎著　180元
14. 我一定能成功　李玉瓊譯　180元
15. 獻給青年的嘉言　陳蒼杰譯　180元
16. 知人、知面、知其心　林振輝編著　180元
17. 塑造堅強的個性　坂上肇著　180元
18. 為自己而活　佐藤綾子著　180元
19. 未來十年與愉快生活有約　船井幸雄著　180元
20. 超級銷售話術　杜秀卿譯　180元
21. 感性培育術　黃靜香編著　180元
22. 公司新鮮人的禮儀規範　蔡媛惠譯　180元
23. 傑出職員鍛鍊術　佐佐木正著　180元
24. 面談獲勝戰略　李芳黛譯　180元
25. 金玉良言撼人心　森純大著　180元
26. 男女幽默趣典　劉華亭編著　180元
27. 機智說話術　劉華亭編著　180元
28. 心理諮商室　柯素娥譯　180元
29. 如何在公司崢嶸頭角　佐佐木正著　180元
30. 機智應對術　李玉瓊編著　200元
31. 克服低潮良方　坂野雄二著　180元
32. 智慧型說話技巧　沈永嘉編著　180元
33. 記憶力、集中力增進術　廖松濤編著　180元
34. 女職員培育術　林慶旺編著　180元
35. 自我介紹與社交禮儀　柯素娥編著　180元
36. 積極生活創幸福　田中真澄著　180元
37. 妙點子超構想　多湖輝著　180元

38.	說NO的技巧	廖玉山編著	180元
39.	一流說服力	李玉瓊編著	180元
40.	般若心經成功哲學	陳鴻蘭編著	180元
41.	訪問推銷術	黃靜香編著	180元
42.	男性成功秘訣	陳蒼杰編著	180元
43.	笑容、人際智商	宮川澄子著	180元
44.	多湖輝的構想工作室	多湖輝著	200元
45.	名人名語啟示錄	喬家楓著	180元

・精 選 系 列・電腦編號25

1.	毛澤東與鄧小平	渡邊利夫等著	280元
2.	中國大崩裂	江戶介雄著	180元
3.	台灣・亞洲奇蹟	上村幸治著	220元
4.	7-ELEVEN高盈收策略	國友隆一著	180元
5.	台灣獨立（新・中國日本戰爭一）	森詠著	200元
6.	迷失中國的末路	江戶雄介著	220元
7.	2000年5月全世界毀滅	紫藤甲子男著	180元
8.	失去鄧小平的中國	小島朋之著	220元
9.	世界史爭議性異人傳	桐生操著	200元
10.	淨化心靈享人生	松濤弘道著	220元
11.	人生心情診斷	賴藤和寬著	220元
12.	中美大決戰	檜山良昭著	220元
13.	黃昏帝國美國	莊雯琳譯	220元
14.	兩岸衝突（新・中國日本戰爭二）	森詠著	220元
15.	封鎖台灣（新・中國日本戰爭三）	森詠著	220元
16.	中國分裂（新・中國日本戰爭四）	森詠著	220元
17.	由女變男的我	虎井正衛著	200元
18.	佛學的安心立命	松濤弘道著	220元
19.	世界喪禮大觀	松濤弘道著	280元

・運 動 遊 戲・電腦編號26

1.	雙人運動	李玉瓊譯	160元
2.	愉快的跳繩運動	廖玉山譯	180元
3.	運動會項目精選	王佑京譯	150元
4.	肋木運動	廖玉山譯	150元
5.	測力運動	王佑宗譯	150元
6.	游泳入門	唐桂萍編著	200元

・休 閒 娛 樂・電腦編號27

1.	海水魚飼養法	田中智浩著	300元

2.	金魚飼養法	曾雪玫譯	250 元
3.	熱門海水魚	毛利匡明著	480 元
4.	愛犬的教養與訓練	池田好雄著	250 元
5.	狗教養與疾病	杉浦哲著	220 元
6.	小動物養育技巧	三上昇著	300 元
20.	園藝植物管理	船越亮二著	220 元

・銀髮族智慧學・電腦編號 28

1.	銀髮六十樂逍遙	多湖輝著	170 元
2.	人生六十反年輕	多湖輝著	170 元
3.	六十歲的決斷	多湖輝著	170 元
4.	銀髮族健身指南	孫瑞台編著	250 元

・飲 食 保 健・電腦編號 29

1.	自己製作健康茶	大海淳著	220 元
2.	好吃、具藥效茶料理	德永睦子著	220 元
3.	改善慢性病健康藥草茶	吳秋嬌譯	200 元
4.	藥酒與健康果菜汁	成玉編著	250 元
5.	家庭保健養生湯	馬汴梁編著	220 元
6.	降低膽固醇的飲食	早川和志著	200 元
7.	女性癌症的飲食	女子營養大學	280 元
8.	痛風者的飲食	女子營養大學	280 元
9.	貧血者的飲食	女子營養大學	280 元
10.	高脂血症者的飲食	女子營養大學	280 元
11.	男性癌症的飲食	女子營養大學	280 元
12.	過敏者的飲食	女子營養大學	280 元
13.	心臟病的飲食	女子營養大學	280 元
14.	滋陰壯陽的飲食	王增著	220 元

・家庭醫學保健・電腦編號 30

1.	女性醫學大全	雨森良彥著	380 元
2.	初為人父育兒寶典	小瀧周曹著	220 元
3.	性活力強健法	相建華著	220 元
4.	30 歲以上的懷孕與生產	李芳黛編著	220 元
5.	舒適的女性更年期	野末悅子著	200 元
6.	夫妻前戲的技巧	笠井寬司著	200 元
7.	病理足穴按摩	金慧明著	220 元
8.	爸爸的更年期	河野孝旺著	200 元
9.	橡皮帶健康法	山田晶著	180 元
10.	三十三天健美減肥	相建華等著	180 元

11. 男性健美入門	孫玉祿編著	180 元
12. 強化肝臟秘訣	主婦の友社編	200 元
13. 了解藥物副作用	張果馨譯	200 元
14. 女性醫學小百科	松山榮吉著	200 元
15. 左轉健康法	龜田修等著	200 元
16. 實用天然藥物	鄭炳全編著	260 元
17. 神秘無痛平衡療法	林宗駛著	180 元
18. 膝蓋健康法	張果馨譯	180 元
19. 針灸治百病	葛書翰著	250 元
20. 異位性皮膚炎治癒法	吳秋嬌譯	220 元
21. 禿髮白髮預防與治療	陳炳崑編著	180 元
22. 埃及皇宮菜健康法	飯森薰著	200 元
23. 肝臟病安心治療	上野幸久著	220 元
24. 耳穴治百病	陳抗美等著	250 元
25. 高效果指壓法	五十嵐康彥著	200 元
26. 瘦水、胖水	鈴木園子著	200 元
27. 手針新療法	朱振華著	200 元
28. 香港腳預防與治療	劉小惠譯	200 元
29. 智慧飲食吃出健康	柯富陽編著	200 元
30. 牙齒保健法	廖玉山編著	200 元
31. 恢復元氣養生食	張果馨譯	200 元
32. 特效推拿按摩術	李玉田著	200 元
33. 一週一次健康法	若狹真著	200 元
34. 家常科學膳食	大塚滋著	220 元
35. 夫妻們關心的男性不孕	原利夫著	220 元
36. 自我瘦身美容	馬野詠子著	200 元
37. 魔法姿勢益健康	五十嵐康彥著	200 元
38. 眼病錘療法	馬栩周著	200 元
39. 預防骨質疏鬆症	藤田拓男著	200 元
40. 骨質增生效驗方	李吉茂編著	250 元
41. 蕺菜健康法	小林正夫著	200 元
42. 赧於啟齒的男性煩惱	增田豐著	220 元
43. 簡易自我健康檢查	稻葉允著	250 元
44. 實用花草健康法	友田純子著	200 元
45. 神奇的手掌療法	日比野喬著	230 元
46. 家庭式三大穴道療法	刑部忠和著	200 元
47. 子宮癌、卵巢癌	岡島弘幸著	220 元
48. 糖尿病機能性食品	劉雪卿編著	220 元
49. 奇蹟活現經脈美容法	林振輝編譯	200 元
50. Super SEX	秋好憲一著	220 元
51. 了解避孕丸	林玉佩譯	200 元

・超經營新智慧・電腦編號 31

1. 躍動的國家越南	林雅倩譯	250 元
2. 甦醒的小龍菲律賓	林雅倩譯	220 元
3. 中國的危機與商機	中江要介著	250 元
4. 在印度的成功智慧	山內利男著	220 元
5. 7-ELEVEN 大革命	村上豐道著	200 元
6. 業務員成功秘方	呂育清編著	200 元

・心 靈 雅 集・電腦編號 00

1. 禪言佛語看人生	松濤弘道著	180 元
2. 禪密教的奧秘	葉逯謙譯	120 元
3. 觀音大法力	田口日勝著	120 元
4. 觀音法力的大功德	田口日勝著	120 元
5. 達摩禪 106 智慧	劉華亭編譯	220 元
6. 有趣的佛教研究	葉逯謙編譯	170 元
7. 夢的開運法	蕭京凌譯	130 元
8. 禪學智慧	柯素娥編譯	130 元
9. 女性佛教入門	許俐萍譯	110 元
10. 佛像小百科	心靈雅集編譯組	130 元
11. 佛教小百科趣談	心靈雅集編譯組	120 元
12. 佛教小百科漫談	心靈雅集編譯組	150 元
13. 佛教知識小百科	心靈雅集編譯組	150 元
14. 佛學名言智慧	松濤弘道著	220 元
15. 釋迦名言智慧	松濤弘道著	220 元
16. 活人禪	平田精耕著	120 元
17. 坐禪入門	柯素娥編譯	150 元
18. 現代禪悟	柯素娥編譯	130 元
19. 道元禪師語錄	心靈雅集編譯組	130 元
20. 佛學經典指南	心靈雅集編譯組	130 元
21. 何謂「生」阿含經	心靈雅集編譯組	150 元
22. 一切皆空　般若心經	心靈雅集編譯組	180 元
23. 超越迷惘　法句經	心靈雅集編譯組	130 元
24. 開拓宇宙觀　華嚴經	心靈雅集編譯組	180 元
25. 真實之道　法華經	心靈雅集編譯組	130 元
26. 自由自在　涅槃經	心靈雅集編譯組	130 元
27. 沈默的教示　維摩經	心靈雅集編譯組	150 元
28. 開通心眼　佛語佛戒	心靈雅集編譯組	130 元
29. 揭秘寶庫　密教經典	心靈雅集編譯組	180 元
30. 坐禪與養生	廖松濤譯	110 元
31. 釋尊十戒	柯素娥編譯	120 元
32. 佛法與神通	劉欣如編著	120 元

33. 悟（正法眼藏的世界）	柯素娥編譯	120 元
34. 只管打坐	劉欣如編著	120 元
35. 喬答摩・佛陀傳	劉欣如編著	120 元
36. 唐玄奘留學記	劉欣如編著	120 元
37. 佛教的人生觀	劉欣如編譯	110 元
38. 無門關(上卷)	心靈雅集編譯組	150 元
39. 無門關(下卷)	心靈雅集編譯組	150 元
40. 業的思想	劉欣如編著	130 元
41. 佛法難學嗎	劉欣如著	140 元
42. 佛法實用嗎	劉欣如著	140 元
43. 佛法殊勝嗎	劉欣如著	140 元
44. 因果報應法則	李常傳編	180 元
45. 佛教醫學的奧秘	劉欣如編著	150 元
46. 紅塵絕唱	海　若著	130 元
47. 佛教生活風情	洪丕謨、姜玉珍著	220 元
48. 行住坐臥有佛法	劉欣如著	160 元
49. 起心動念是佛法	劉欣如著	160 元
50. 四字禪語	曹洞宗青年會	200 元
51. 妙法蓮華經	劉欣如編著	160 元
52. 根本佛教與大乘佛教	葉作森編	180 元
53. 大乘佛經	定方晟著	180 元
54. 須彌山與極樂世界	定方晟著	180 元
55. 阿闍世的悟道	定方晟著	180 元
56. 金剛經的生活智慧	劉欣如著	180 元
57. 佛教與儒教	劉欣如編譯	180 元
58. 佛教史入門	劉欣如編譯	180 元
59. 印度佛教思想史	劉欣如編譯	200 元
60. 佛教與女姓	劉欣如編譯	180 元
61. 禪與人生	洪丕謨主編	260 元

・經　營　管　理・電腦編號 01

◎ 創新經營管理六十六大計(精)	蔡弘文編	780 元
1. 如何獲取生意情報	蘇燕謀譯	110 元
2. 經濟常識問答	蘇燕謀譯	130 元
4. 台灣商戰風雲錄	陳中雄著	120 元
5. 推銷大王秘錄	原一平著	180 元
6. 新創意・賺大錢	王家成譯	90 元
7. 工廠管理新手法	琪　輝著	120 元
10. 美國實業 24 小時	柯順隆譯	80 元
11. 撼動人心的推銷法	原一平著	150 元
12. 高竿經營法	蔡弘文編	120 元
13. 如何掌握顧客	柯順隆譯	150 元
17. 一流的管理	蔡弘文編	150 元

18. 外國人看中韓經濟	劉華亭譯	150元
20. 突破商場人際學	林振輝編著	90元
22. 如何使女人打開錢包	林振輝編著	100元
24. 小公司經營策略	王嘉誠著	160元
25. 成功的會議技巧	鐘文訓編譯	100元
26. 新時代老闆學	黃柏松編著	100元
27. 如何創造商場智囊團	林振輝編譯	150元
28. 十分鐘推銷術	林振輝編譯	180元
29. 五分鐘育才	黃柏松編譯	100元
33. 自我經濟學	廖松濤編譯	100元
34. 一流的經營	陶田生編著	120元
35. 女性職員管理術	王昭國編譯	120元
36. ＩＢＭ的人事管理	鐘文訓編譯	150元
37. 現代電腦常識	王昭國編譯	150元
38. 電腦管理的危機	鐘文訓編譯	120元
39. 如何發揮廣告效果	王昭國編譯	150元
40. 最新管理技巧	王昭國編譯	150元
41. 一流推銷術	廖松濤編譯	150元
42. 包裝與促銷技巧	王昭國編譯	130元
43. 企業王國指揮塔	松下幸之助著	120元
44. 企業精銳兵團	松下幸之助著	120元
45. 企業人事管理	松下幸之助著	100元
46. 華僑經商致富術	廖松濤編譯	130元
47. 豐田式銷售技巧	廖松濤編譯	180元
48. 如何掌握銷售技巧	王昭國編著	130元
50. 洞燭機先的經營	鐘文訓編譯	150元
52. 新世紀的服務業	鐘文訓編譯	100元
53. 成功的領導者	廖松濤編譯	120元
54. 女推銷員成功術	李玉瓊編譯	130元
55. ＩＢＭ人才培育術	鐘文訓編譯	100元
56. 企業人自我突破法	黃琪輝編著	150元
58. 財富開發術	蔡弘文編著	130元
59. 成功的店舖設計	鐘文訓編著	150元
61. 企管回春法	蔡弘文編著	130元
62. 小企業經營指南	鐘文訓編譯	100元
63. 商場致勝名言	鐘文訓編譯	150元
64. 迎接商業新時代	廖松濤編譯	100元
66. 新手股票投資入門	何朝乾編著	200元
67. 上揚股與下跌股	何朝乾編譯	180元
68. 股票速成學	何朝乾編譯	200元
69. 理財與股票投資策略	黃俊豪編著	180元
70. 黃金投資策略	黃俊豪編著	180元
71. 厚黑管理學	廖松濤編譯	180元
72. 股市致勝格言	呂梅莎編譯	180元

73. 透視西武集團	林谷燁編譯	150 元
76. 巡迴行銷術	陳蒼杰譯	150 元
77. 推銷的魔術	王嘉誠譯	120 元
78. 60 秒指導部屬	周蓮芬編譯	150 元
79. 精銳女推銷員特訓	李玉瓊編譯	130 元
80. 企劃、提案、報告圖表的技巧	鄭汶譯	180 元
81. 海外不動產投資	許達守編譯	150 元
82. 八百伴的世界策略	李玉瓊譯	150 元
83. 服務業品質管理	吳宜芬譯	180 元
84. 零庫存銷售	黃東謙編譯	150 元
85. 三分鐘推銷管理	劉名揚編譯	150 元
86. 推銷大王奮鬥史	原一平著	150 元
87. 豐田汽車的生產管理	林谷燁編譯	150 元

・成　功　寶　庫・電腦編號 02

1. 上班族交際術	江森滋著	100 元
2. 拍馬屁訣竅	廖玉山編譯	110 元
4. 聽話的藝術	歐陽輝編譯	110 元
9. 求職轉業成功術	陳義編著	110 元
10. 上班族禮儀	廖玉山編著	120 元
11. 接近心理學	李玉瓊編著	100 元
12. 創造自信的新人生	廖松濤編著	120 元
15. 神奇瞬間瞑想法	廖松濤編譯	100 元
16. 人生成功之鑰	楊意苓編著	150 元
19. 給企業人的諍言	鐘文訓編著	120 元
20. 企業家自律訓練法	陳義編譯	100 元
21. 上班族妖怪學	廖松濤編著	100 元
22. 猶太人縱橫世界的奇蹟	孟佑政編著	110 元
25. 你是上班族中強者	嚴思圖編著	100 元
30. 成功頓悟 100 則	蕭京凌編譯	130 元
32. 知性幽默	李玉瓊編譯	130 元
33. 熟記對方絕招	黃靜香編譯	100 元
37. 察言觀色的技巧	劉華亭編著	180 元
38. 一流領導力	施義彥編譯	120 元
40. 30 秒鐘推銷術	廖松濤編譯	150 元
41. 猶太成功商法	周蓮芬編譯	120 元
42. 尖端時代行銷策略	陳蒼杰編著	100 元
43. 顧客管理學	廖松濤編著	100 元
44. 如何使對方說 Yes	程羲編著	150 元
47. 上班族口才學	楊鴻儒譯	120 元
48. 上班族新鮮人須知	程羲編著	120 元
49. 如何左右逢源	程羲編著	130 元
50. 語言的心理戰	多湖輝著	130 元

55. 性惡企業管理學	陳蒼杰譯	130 元
56. 自我啟發 200 招	楊鴻儒編著	150 元
57. 做個傑出女職員	劉名揚編著	130 元
58. 靈活的集團營運術	楊鴻儒編著	120 元
60. 個案研究活用法	楊鴻儒編著	130 元
61. 企業教育訓練遊戲	楊鴻儒編著	120 元
62. 管理者的智慧	程義編譯	130 元
63. 做個佼佼管理者	馬筱莉編譯	130 元
67. 活用禪學於企業	柯素娥編譯	130 元
69. 幽默詭辯術	廖玉山編譯	150 元
70. 拿破崙智慧箴言	柯素娥編譯	130 元
71. 自我培育・超越	蕭京凌編譯	150 元
74. 時間即一切	沈永嘉編譯	130 元
75. 自我脫胎換骨	柯素娥譯	150 元
76. 贏在起跑點 人才培育鐵則	楊鴻儒編譯	150 元
77. 做一枚活棋	李玉瓊編譯	130 元
78. 面試成功戰略	柯素娥編譯	130 元
81. 瞬間攻破心防法	廖玉山編譯	120 元
82. 改變一生的名言	李玉瓊編譯	130 元
83. 性格性向創前程	楊鴻儒編譯	130 元
84. 訪問行銷新竅門	廖玉山編譯	150 元
85. 無所不達的推銷話術	李玉瓊編譯	150 元

・處 世 智 慧・電腦編號 03

1. 如何改變你自己	陸明編譯	120 元
6. 靈感成功術	譚繼山編譯	80 元
8. 扭轉一生的五分鐘	黃柏松編譯	100 元
10. 現代人的詭計	林振輝譯	100 元
13. 口才必勝術	黃柏松編譯	120 元
14. 女性的智慧	譚繼山編譯	90 元
16. 人生的體驗	陸明編譯	80 元
18. 幽默吹牛術	金子登著	90 元
19. 攻心說服術	多湖輝著	100 元
24. 慧心良言	亦奇著	80 元
25. 名家慧語	蔡逸鴻主編	90 元
28. 如何發揮你的潛能	陸明編譯	90 元
29. 女人身態語言學	李常傳譯	130 元
30. 摸透女人心	張文志譯	90 元
32. 給女人的悄悄話	妮倩編譯	90 元
34. 如何開拓快樂人生	陸明編譯	90 元
36. 成功的捷徑	鐘文訓譯	70 元
37. 幽默逗笑術	林振輝著	120 元
38. 活用血型讀書法	陳炳崑譯	80 元

39. 心　燈	葉于模著	100 元
40. 當心受騙	林顯茂譯	90 元
41. 心・體・命運	蘇燕謀譯	70 元
43. 宮本武藏五輪書金言錄	宮本武藏著	100 元
47. 成熟的愛	林振輝譯	120 元
48. 現代女性駕馭術	蔡德華著	90 元
49. 禁忌遊戲	酒井潔著	90 元
52. 摸透男人心	劉華亭編譯	80 元
53. 如何達成願望	謝世輝著	90 元
54. 創造奇蹟的「想念法」	謝世輝著	90 元
55. 創造成功奇蹟	謝世輝著	90 元
57. 幻想與成功	廖松濤譯	80 元
58. 反派角色的啟示	廖松濤編譯	70 元
59. 現代女性須知	劉華亭編著	75 元
62. 如何突破內向	姜倩怡編譯	110 元
64. 讀心術入門	王家成編譯	100 元
65. 如何解除內心壓力	林美羽編著	110 元
66. 取信於人的技巧	多湖輝著	110 元
68. 自我能力的開拓	卓一凡編著	110 元
70. 縱橫交涉術	嚴思圖編著	90 元
71. 如何培養妳的魅力	劉文珊編著	90 元
75. 個性膽怯者的成功術	廖松濤編譯	100 元
76. 人性的光輝	文可式編著	90 元
79. 培養靈敏頭腦秘訣	廖玉山編著	90 元
80. 夜晚心理術	鄭秀美編譯	80 元
81. 如何做個成熟的女性	李玉瓊編著	80 元
82. 現代女性成功術	劉文珊編著	90 元
83. 成功說話技巧	梁惠珠編譯	100 元
84. 人生的真諦	鐘文訓編譯	100 元
85. 妳是人見人愛的女孩	廖松濤編著	120 元
87. 指尖・頭腦體操	蕭京凌編譯	90 元
88. 電話應對禮儀	蕭京凌編著	120 元
89. 自我表現的威力	廖松濤編譯	100 元
90. 名人名語啟示錄	喬家楓編著	100 元
91. 男與女的哲思	程鐘梅編譯	110 元
92. 靈思慧語	牧風著	110 元
93. 心靈夜語	牧風著	100 元
94. 激盪腦力訓練	廖松濤編譯	100 元
95. 三分鐘頭腦活性法	廖玉山編譯	110 元
96. 星期一的智慧	廖玉山編譯	100 元
97. 溝通說服術	賴文琇編譯	100 元

國家圖書館出版品預行編目資料

蕺菜健康法/小林正夫著；莊雯琳譯
——初版，——臺北市，大展，[1988]民87
面；21公分，——(家庭醫學保健；41)
譯自：藥草健康法ードクダミ
ISBN 957-557-858-9(平裝)
1.蕺菜 2.植物性生藥 3.民俗醫藥－日本
418.52 87010818

蕺菜健康法

ISBN 957-557-858-9

原著者/小林正夫
編譯者/莊 雯 琳
發行人/蔡 森 明
出版者/大展出版社有限公司
社 址/台北市北投區(石牌)致遠一路2段12巷1號
電 話/(02)28236031・28236033
傳 真/(02)28272069
郵政劃撥/0166955-1
登記證/局版臺業字第2171號
承印者/國順圖書印刷公司
裝 訂/日新裝訂所
排版者/弘益電腦排版有限公司
電 話/(02)27403609・27112792
初版1刷/1998年(民87年) 8月

定 價/200元

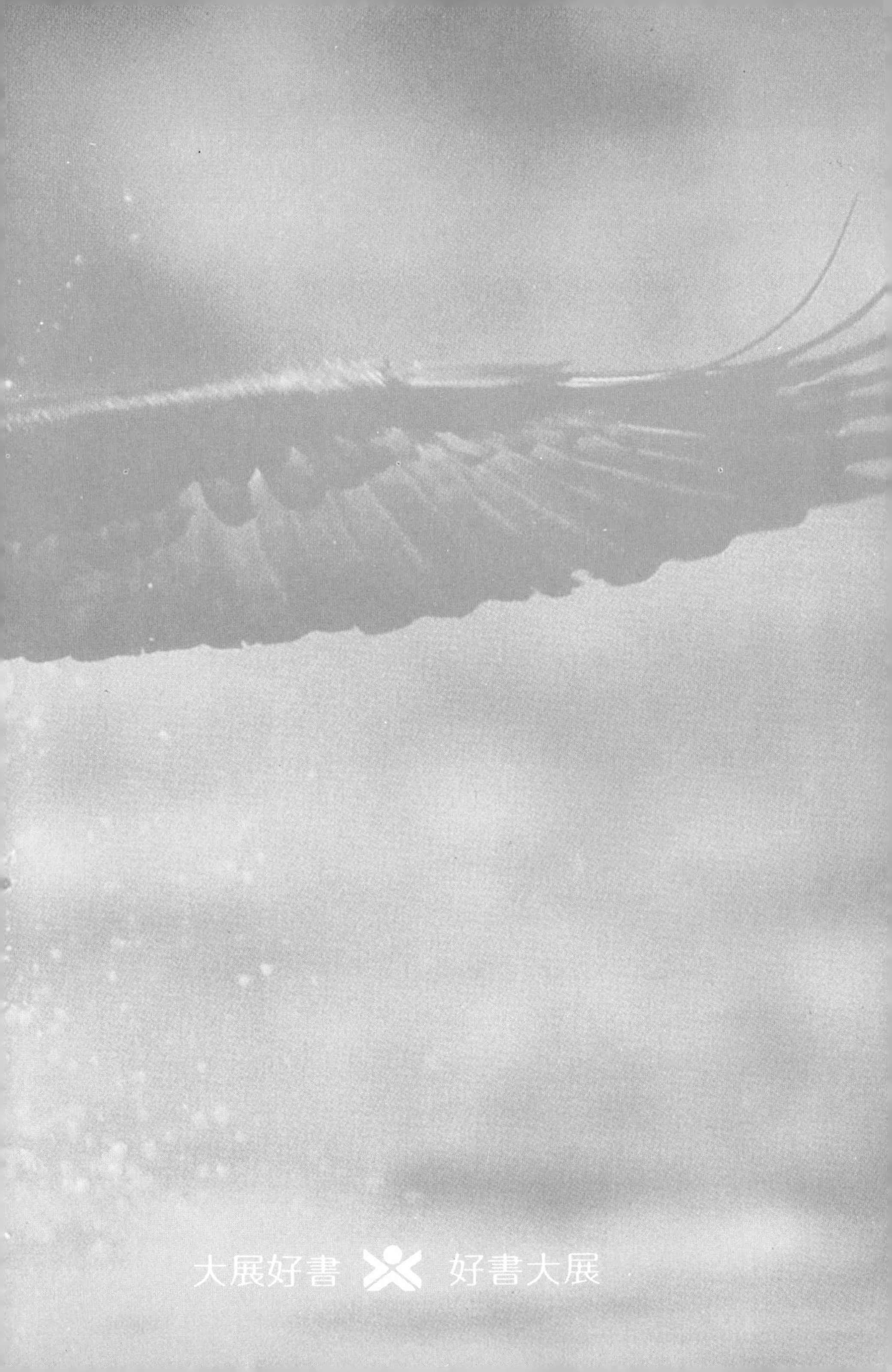
大展好書 好書大展

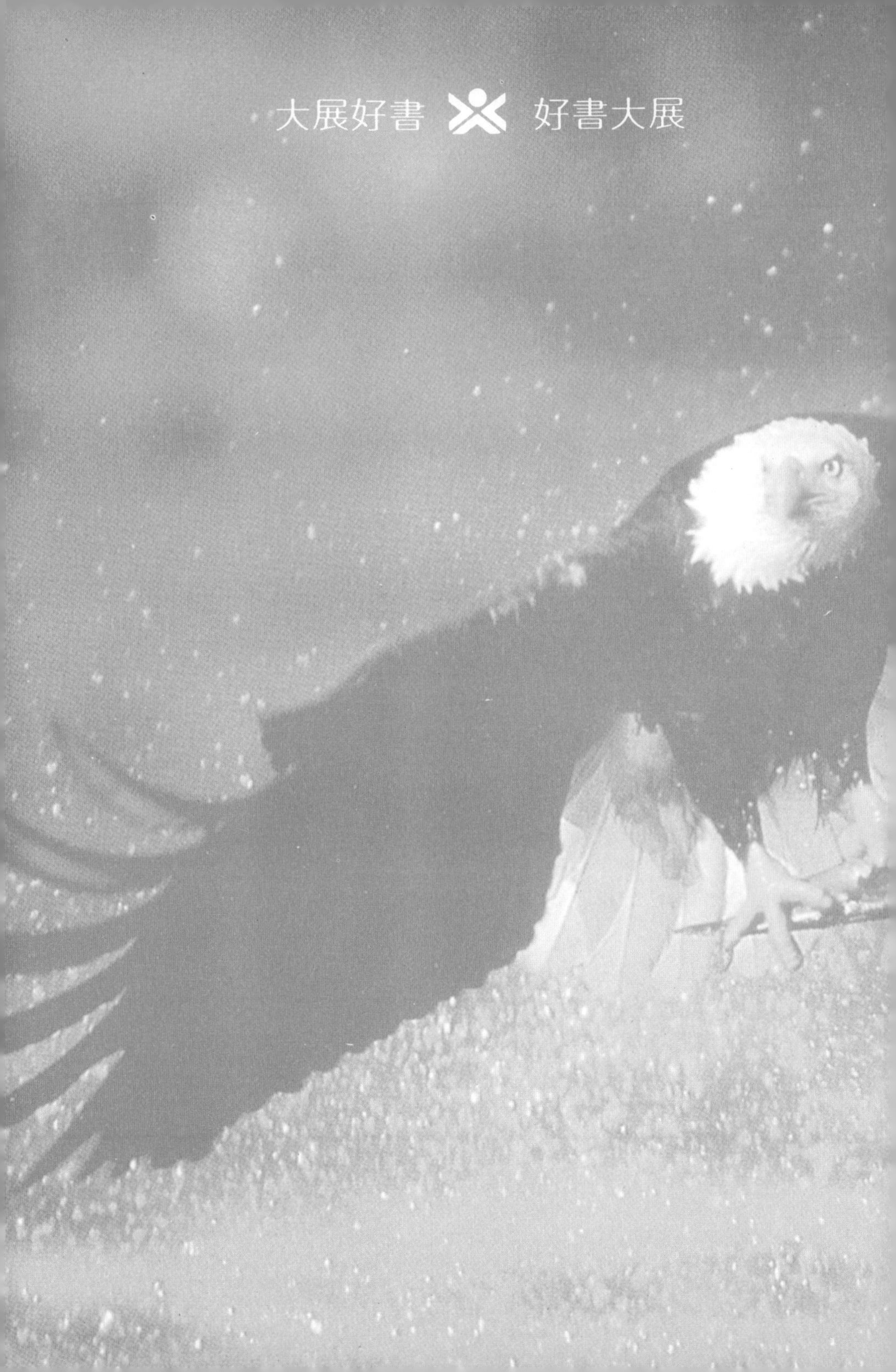
大展好書 好書大展